Das Skript der Physiologie für Veterinärmediziner

Teil 5

Sinnesphysiologie, Reproduktion & Laktation

1. Auflage 2015

Bibliografische Information der Deutschen Nationalbibliothek: Die Deutsche Nationalbibliothek verzeichnet diese Publikation in der Deutschen Nationalbibliografie; detaillierte bibliografische Daten sind im Internet über dnb.dnb.de abrufbar.

© 2016 Katharina Ecker
Herstellung und Verlag:
BoD – Books on Demand, Norderstedt

ISBN 978-3-7392-0812-1

Geschützte Warennamen und Warenzeichen werden nicht besonders kenntlich gemacht. Durch das Fehlen kann demnach nicht geschlossen werden, dass es sich um einen freien Warennamen handele.

Das Werk, einschließlich aller seiner Teile, ist urheberrechtlich geschützt. Jede Verwertung außerhalb der engen Grenzen des Urheberrechtsgesetzes ist ohne schriftliche Zustimmung des Autors unzulässig und strafbar. Dies gilt insbesondere für elektronische oder sonstige Vervielfältigungen, Übersetzungen, Einspeicherung und Verarbeitung in elektronische Systeme und Verbreitung und öffentliche Zugänglichmachung. Alle Angaben in diesem Werk erfolgen trotz sorgfältiger Bearbeitung ohne Gewähr; eine Haftung des Autors ist ausgeschlossen.

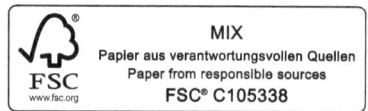

Inhaltsverzeichnis

Sinnesphysiologie — 1

    1. Grundlagen — 5

    2. Gesichtssinn — 16

    3. Gehör — 46

    4. Gleichgewicht — 64

    5. Geschmackssinn — 74

    6. Geruchssinn — 88

    7. Hautsinne — 95

    8. Schmerz — 105

Reproduktion — 123

Laktation — 180

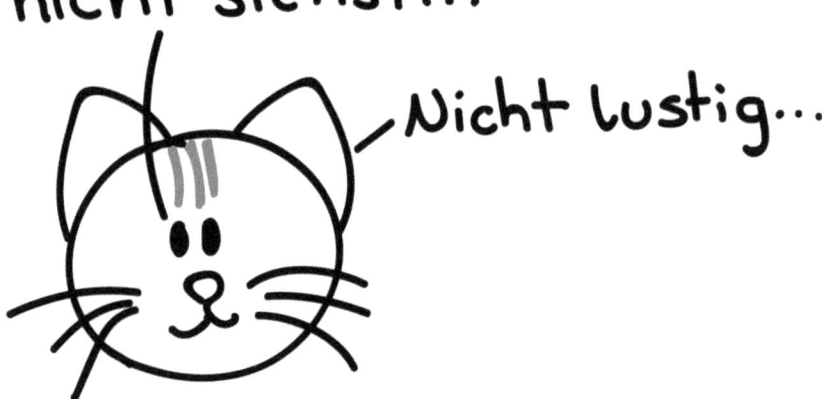

Sinnesphysiologie

Um mit der Umwelt interagieren zu können, müssen wir diese auf irgendeine Art und Weise wahrnehmen können. Im Laufe der Evolution haben sich daher verschiedene Sinnessysteme entwickelt, welche Reize, also physikalische oder chemische Größen, aus der Umgebung wahrnehmen und verarbeiten können. Dabei haben sich die unterschiedlichen Arten auf unterschiedliche Sinne spezialisiert, um die für sie relevanten Reize gut wahrnehmen zu können. Daher kann auch eine Reizart für einen Sensor adäquat, also passend, oder inadäquat, also unpassend sein. Im Grunde reagiert ein Sensor auf adäquate Reize, ist jedoch nicht komplett selektiv, sondern besitzt nur dafür die größte Sensibilität. Das hat zur Folge, dass er bei genügend hoher Intensität auch auf inadäquate Reize reagieren kann. Ein Beispiel wäre der Druck auf den Augapfel, der zur Folge hat, dass man „Sterne sieht".

Der Reiz wird von einem Sensor in ein elektrisches Signal umgewandelt, welches über afferente Nerven ins zentrale Nervensystem gelangt und dort während der Signalaufbereitung in entsprechendem Neuronennetz über zahlreiche Synapsen – hemmende wie aktivierende – geleitet wird. Da sich diese Vorgänge registrieren und messen lassen, bezeichnet man die Untersuchung als objektive Sinnesphysiologie. Die Methoden basieren auf dem Wissen der Elektrophysiologie, der Biochemie und der Neuroanatomie.

Durch die Signalaufbereitung kann schließlich ein Sinneseindruck entstehen, der aufgrund der persönlichen Erfahrung und Erwartung eines Individuums von ihm interpretiert wird, sodass aus dem anfänglichen Reiz schlussendlich eine Wahrnehmung wird, die in keinem Fall objektiv sondern immer subjektiv ist. Die Wahrnehmung ist somit die Interpretation eines Reizes und kann dementsprechend verschieden bei unterschiedlichen Individuen ausfallen. Wie ein Tier auf einen Reiz reagiert kann Hinweise über die Wahrnehmung geben, wobei man bedenken sollte, dass die Bewertung der Reaktion ebenfalls auf Sinneseindrücken und folglich auf der persönlichen Erfahrung des Untersuchenden basiert. Die Untersuchung der Wahrnehmung wird als Wahrnehmungspsychologie bezeichnet und erklärt den Teil der Sensorik, welcher nicht durch die objektive Sinnesphysiologie erklärt werden kann. Sie basiert auf dem Wissen der Psychophysik und der Psychologie. Psychophysik untersucht die Beziehung zwischen physikalischen Reiz und der subjektiven Wahrnehmung, während die Neurophysiologie die neuronale Aktivität misst, welche durch einen Reiz ausgelöst wird und die Psychologie das Verhalten im Allgemeinen betrachtet.

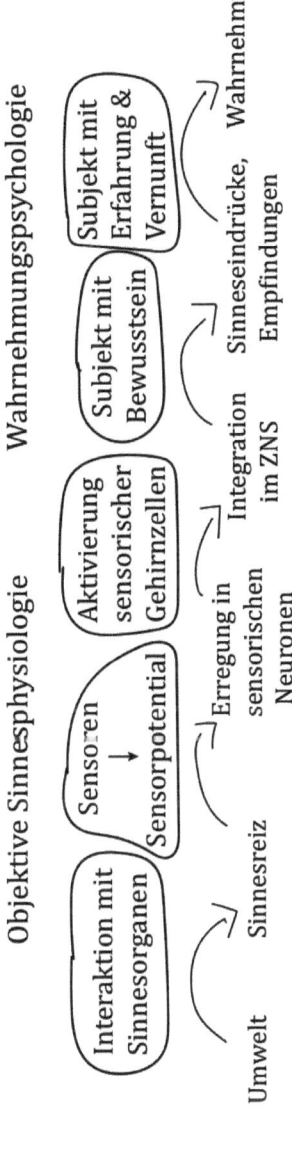

1. Grundlagen

1.1. Sensoren

Ein Sensor ist eine spezialisierte Zelle oder Zellstruktur, welche das erste Glied in der Kette eines Sinnes bildet und somit verantwortlich dafür ist einen auf sie einwirkenden Reiz in eine für das zentrale Nervensystem verständliche Form zu bringen. Somit löst ihre Erregung ein sensorisches Erlebnis aus. Dabei ist jeder Sensor auf eine bestimmte Art von physikalischem oder chemischem Reiz spezialisiert und kann auch größtenteils nur solche Reize empfangen. Der Grund dafür liegt in den Membraneigenschaften des Sensors oder des Baus des gesamten Sinnesorgans. Daher unterscheiden sich die verschiedenen Sensoren oft bereits in ihrer Morphologie.

Durch die Erregung von Sensoren entstehen die Sinnesmodalitäten Riechen, Schmecken, Fühlen, Hören und Sehen. Dazu kommen noch Sinne für Temperatur, Gleichgewicht, Vibrationen und Schmerz. Die Sinnesmodalität wird dabei nicht durch den Reiz bestimmt, sondern durch den gereizten Sensor – wie man durch den Mechanismus der Reizung durch inadäquate Reize unschwer erkennen kann.

Innerhalb einer Sinnesmodalität können auch noch verschiedene Qualitäten unterschieden werden. Als Qualität werden beispielsweise die verschiedenen Farben beim Sehen oder unterschiedliche Tonhöhen bezeichnet. Oft gibt es zwischen den einzelnen Qualitäten sogenannte Qualitätsschwellen, welche durch den Schwellenwert gekennzeichnet sind und den Übergang von zum Beispiel einem Ton zum anderen oder zwischen zwei Farben festlegen. Die Qualität des Sehens ist beim Menschen auf elektromagnetische Wellen im Bereich von 380 – 750 nm begrenzt, die des Hörens beschränkt sich auf Töne und Geräusche zwischen 16 Hz und 20 kHz.

Extero – und Enterorezeptoren

Man unterscheidet Exterorezeptoren von Enterorezeptoren. Exterorezeptoren sind all jene Sensoren, welche Reize aus der Umwelt aufnehmen. Riechen und Schmecken wird durch Chemorezeptoren ermöglicht, Fühlen und Hören von Mechanorezeptoren und Sehen durch Photorezeptoren. Temperatur kann von Thermorezeptoren bestimmt werden und die Tiere, welche auch magnetische oder elektrische Signale aufnehmen können, verfügen auch über Magneto – bzw. Elektrorezeptoren.

Enterorezeptoren nehmen Reize auf, welche aus dem Körperinneren stammen und können auf Grund dessen in Propriorezeptoren für die Tiefensensibilität und die visceralen Sensoren für die verschiedensten Parameter in den Organen unterteilt werden. Zu den Propriorezeptoren zählen Dehnungssensoren in den Muskeln und Sehnen, Gelenksensoren und der Gleichgewichtssinn. Durch das Zusammenspiel dieser Rezeptoren kann im zentralen Nervensystem die Lage des Körpers registriert und Bewegungen koordiniert werden.

Die visceralen Sensoren kann man weiter einteilen in Dehnungssensoren, wie sie beispielsweise im Gastrointestinaltrakt vorkommen, und solchen, wie sie in großen Gefäßen vorkommen, um die Wandspannung und somit den Blutdruck zu messen, Sensoren für den pH – Wert oder den osmotischen Druck und CO_2 – und O_2 – Partialdrucksensoren.

Die Mehrheit der Enterorezeptoren sind Sensoren für vegetative Regelkreise und daher nicht in gleicher Weise für bewusste Sinneseindrücke verantwortlich, wie beispielsweise die Photorezeptoren der Retina.

Eine Art Sonderstellung zwischen den Entero – und Exterorezeptoren nehmen Nozizeptoren ein, da sie nicht nur Informationen der Körperoberfläche liefern, sondern auch vom Körperinneren.

1.2. Reiztransduktion

Der vom Sensor aufgenommene Reiz provoziert Potentialänderungen an der Sensormembran. Der Vorgang der Umwandlung eines Reizes in ein elektrisches Sensorpotential wird als Transduktion bezeichnet und ist noch nicht vollständig erforscht. Man weiß allerdings, dass entweder selektive oder nichtselektive Kationenkanäle geöffnet werden und allen voran Na^+ einströmt, wodurch es zur Depolarisation der Sensormembran kommt und ein Sensorpotential gebildet wird. Die Amplitude der Reizintensität entspricht der des Sensorpotenials.

Für die Öffnung der Kationenkanäle gibt es 2 unterschiedliche Mechanismen. Der erste basiert auf mechanischer Verformung, die entweder direkt die Sensormembran betreffen kann, wie bei Mechanosensoren der Haut, oder in Form einer Längenänderung von Sinneshaaren, welche mit der Sensormembran verbunden sind, stattfindet. Der zweite Mechanismus betrifft Chemosensoren, bei denen eine Reaktion der Reizmoleküle mit den Rezeptormolekülen zu Konformationsänderungen der Kanäle führt oder über die gesteigerte Anzahl an Second Messengern diese geöffnet werden.

Beispielsweise funktioniert die Transduktion bei Riechzellen durch die Aktivierung eines G – Protein gekoppelten Rezeptors in der Riechschleimhaut. Darauf wird das G – Protein aktiviert, wodurch die Adenylatcyclase zur vermehrten Bildung von cAMP aus ATP angeregt wird. Der Second Messenger cAMP bewirkt die Öffnung von Kationenkanälen, wodurch Ca^{2+} und Na^+ einströmen können. Beide tragen zur Depolarisation und somit zur Entstehung eines Sensorpotentials bei.

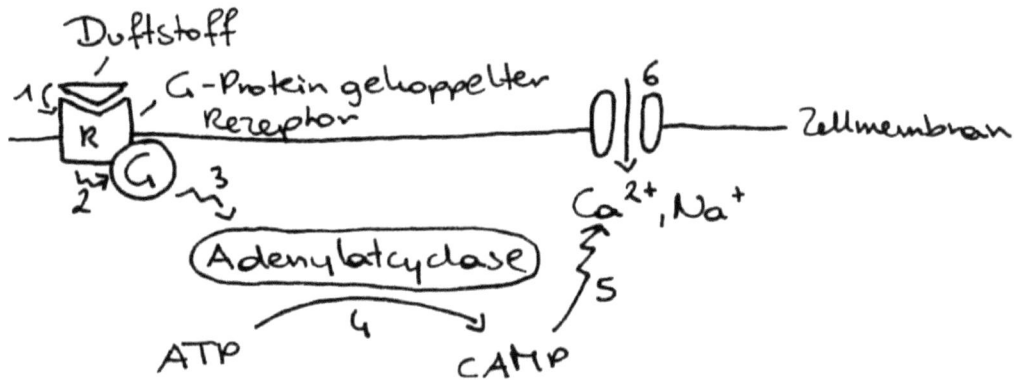

Der Reiz ist daher nicht die Energiequelle für das Entstehen des Sensorpotentials, sondern ist nur der Auslöser, durch den dann der chemische und elektrische Gradient die Möglichkeit erhält sich auszugleichen. Die Dauer von dem Auftreten des Reizes bis zum Öffnen von Kanalproteinen ist abhängig dafür, wie viele Zwischenschritte die Signalkaskade gehen muss. Bei den erwähnten Geruchsrezeptoren muss das Duftmolekül an einen Rezeptor andocken, der G – Proteine aktiviert, welche ihrerseits die Adenylatcyclase aktivieren, wodurch cAMP entsteht, welches die Kanäle öffnet. Insgesamt gibt es hier also 4 Zwischenschritte und somit dauert der Vorgang hunderte Millisekunden, erfährt jedoch eine entsprechend große Verstärkung, da bei jedem dieser Zwischenschritte von einem Molekül mehrere Moleküle des nächsten Schritts aktiviert werden. Ein Rezeptor aktiviert mehrere G – Proteine, jedes G – Protein mehrere Cyclasen usw. Das hat zur Folge, dass das Eingangssignal potenziert wird.

Im Gegensatz dazu gibt es auch schnelle Transduktionen, welche weniger als 1 Millisekunde benötigen, dafür jedoch auch nicht verstärkt werden. Hierbei werden durch mechanische Deformation Kanäle geöffnet.

1.3. Reiztransformation

Das durch den Reiz hervorgerufene Sensorpotential breitet sich elektrotonisch über die Sensormembran aus, bis es jenen Ort erreicht, an dem es bei genügender Stärke in ein Aktionspotential umgewandelt werden kann. Bei myelinisierten Neuronen ist das der erste Ranvier'sche Schnürring, bei unmyelinisierten Neuronen weiß man es noch nicht genau.

Da Aktionspotentiale immer dieselbe Amplitude haben, wird das amplitudencodierte Sensorpotential in ein frequenzcodiertes Aktionspotential umgewandelt. Diese Umcodierung wird auch als Amplituden/Frequenz – Modulation bezeichnet. Die Reizintensität spiegelt sich daher in der Frequenz der Aktionspotentiale wider, die Reizdauer in der Dauer der Aktionspotentialsalve.

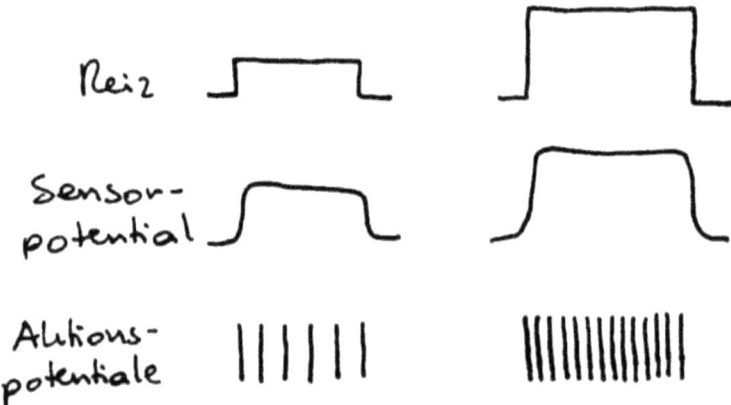

Das Aktionspotential wird durch das Öffnen selektiver Na^+ - Kanäle ausgelöst, wodurch Na^+ - Ionen in den Sensor einströmen und die Membran depolarisieren. Spätestens hier ist es wichtig zwischen primären und sekundären Sensoren zu unterscheiden

Primäre Sensoren sind umgewandelte Nervenzellen, welche mit ihren Dendriten den Reiz aufnehmen, das Rezeptorpotential im Soma integrieren, sodass anschließend am Axonhügel Aktionspotentiale generiert werden können.

Anschließend laufen die Aktionspotentiale das Axon entlang und wird durch die Synapse auf das nächste Neuron übertragen. Diese Art Sensor stammt vom Neuroepithel ab und leitet direkt zum zentralen Nervensystem. Beispiele für primäre Sensoren sind die Riechzellen oder die Rezeptoren der Haut.

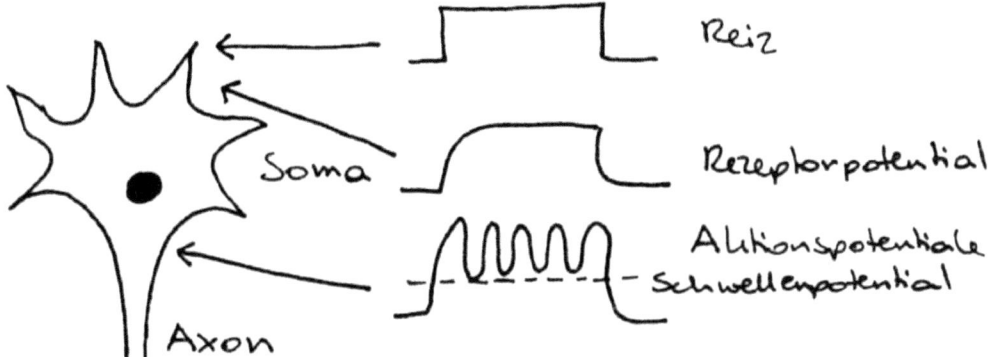

Sekundäre Sensoren sind nicht direkt mit dem Zentralnervensystem verbunden, sondern stehen über Synapsen mit einem Neuron in Verbindung, welches das Sensorpotential in ein Aktionspotential umwandelt. Das Sensorpotential wird also durch Transmitter auf die Postsynapse übertragen und erst dort umcodiert. Es handelt sich bei sekundären Sinneszellen um umgewandelte Epithelzellen, welche Strukturen aufweisen, die Reize aufnehmen können. Zu ihnen gehören die Stäbchen und Zapfen der Retina, die Haarzellen des Hörorgans und die Geschmacksrezeptoren.

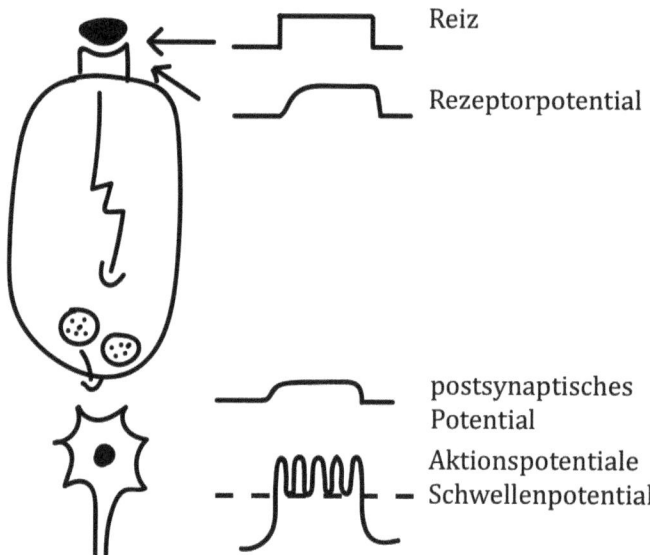

Adaptation

Oft ist jedoch die Transformation in Aktionspotentiale nicht ident mit der Reizstärke, sondern nimmt auch bei konstantem Reiz ab. Dieser Vorgang wird als Adaptation bezeichnet und aufgrund dessen können tonische von phasischen Sensoren unterschieden werden.

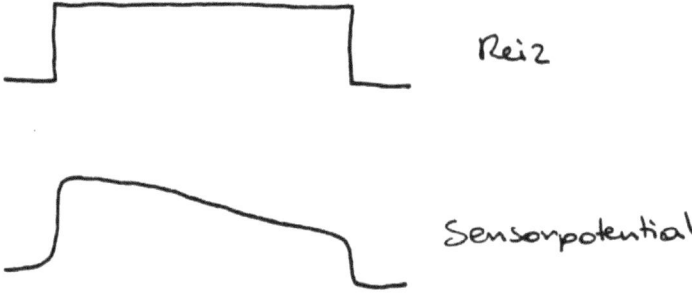

Tonische, proportionale oder statische Sensoren adaptieren nicht oder nur langsam, wodurch die durch sie entstandenen Aktionspotentiale den Reiz sehr genau darstellen. Vertreter dieser Gruppe wären Stellungs – oder Positionsrezeptoren wie die Golgi – Sehnenorgane.

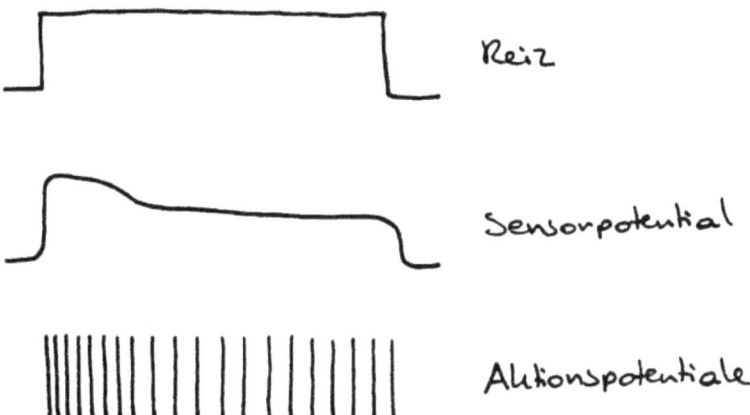

Phasische oder dynamische Sensoren adaptieren schnell und übermitteln somit die Geschwindigkeit eines Reizes, wie beispielsweise Haarfollikelsensoren, oder Änderungen der Reizgeschwindigkeit, also die Beschleunigung, wie Pacini - Körperchen.

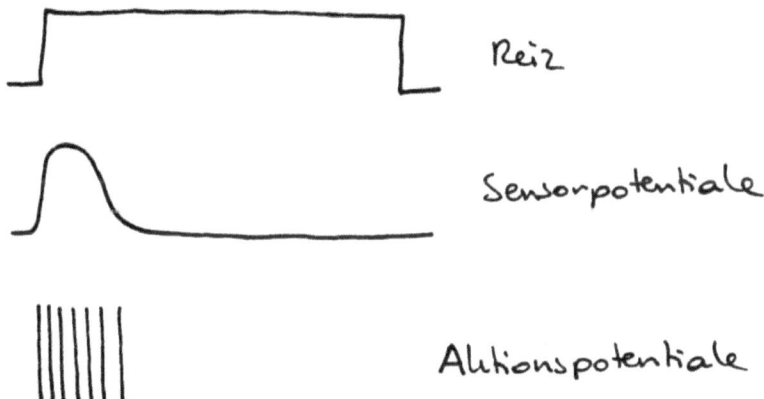

Die Mehrheit der Sensoren ist jedoch mittelmäßig schnell adaptierend, wie die primäre Muskelspindelafferenzen. Sie besitzen somit eine schnelle phasische und eine langsame tonische Komponente und werden als PD - Sensoren, proportional - und differentialempfindlich, bezeichnet.

1.4. Konduktion

Die Weiterleitung der Aktionspotentiale durch afferente Neurone ins zentrale Nervensystem wird als Konduktion bezeichnet. Da meist sehr viele Rezeptoren durch einen Reiz erregt werden erfolgt die Weiterleitung in einem ganzen Netz von Neuronen. Die Sensoren verzweigen sich in ihre Kollaterale und somit kann ein Sensor das Signal an mehrere andere Neurone weitergeben. Hierbei spricht man von Divergenz. Die Neuronenketten verlaufen durch das Rückenmark, das Stammhirn oder den Thalamus und werden oft dort nochmals umgeschaltet. Dieses Mal konvergieren die Signale von mehreren Sensoren auf weniger nachgeschaltete Neuronen.

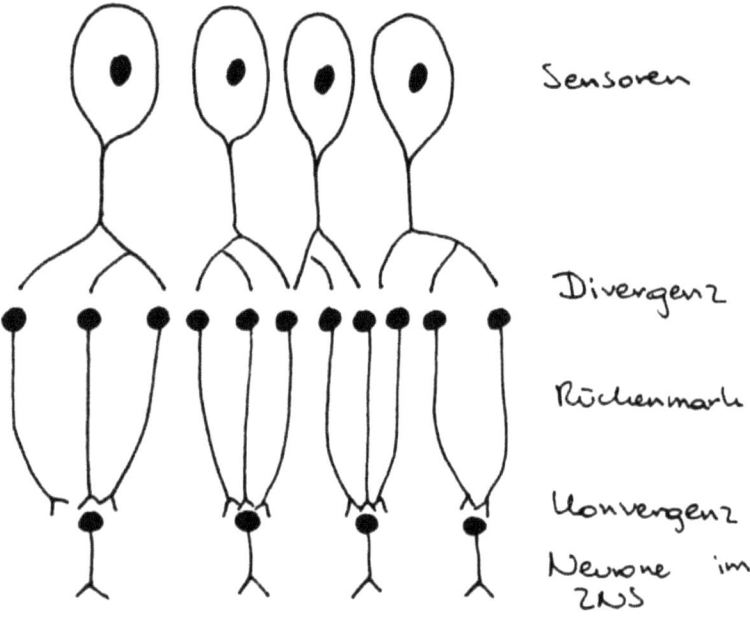

Dadurch werden die Informationen der Sensoren parallel auf mehreren Bahnen geschickt wodurch die Informationsausbreitung auch als redundant beschrieben ist, was die Chance erhöht, dass die Signale auch am Cortex ankommen, selbst wenn ein paar der Bahnen geschädigt sind.

Neben den aktivierenden Neuronen verhindern inhibitorische Neuronen einen Überschuss an Informationen. Oft hemmen Interneurone vorgeschaltene oder auch benachbarte Neuronen, was man als laterale Hemmung bezeichnet. Durch die Hemmung können Feineinstellungen für die Verstärkung eines Signals vorgenommen werden

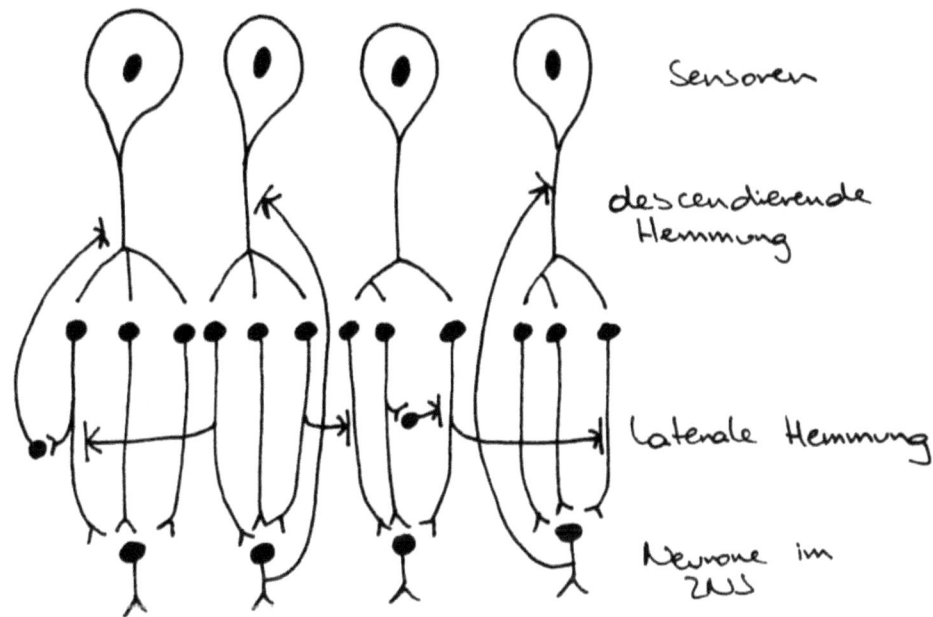

Eine weitere wichtige Hemmung ist die descendierende Hemmung. Sie führt dazu, dass man sich auf bestimmte Reize konzentrieren kann, während andere ausgeblendet werden. Somit erfolgt eine Fokussierung der Aufmerksamkeit, jedoch auch durch den gleichen Mechanismus eine Abschwächung von Schmerzsignalen.

Insgesamt übermittelt jeder Sinneskanal die Art, also Modalität, die Stärke, die Dauer und den Ort des Reizes.

1.5. Psychophysiologie

Die Psychophysiologie beschreibt wie durch Reize an den Sensoren ausgelöste Vorgänge im zentralen Nervensystem durch die Verschaltung in verschiedenen neuronalen Netzen zu subjektiven Empfindungen führen können.

Wesentlich für Untersuchungen aus der Wahrnehmungspsychologie sind die Absolutschwelle und die Unterschiedsschwelle. Die Absolutschwelle ist jener Grenzwert ab dem bzw. bis zu dem ein Reiz zu einem Sinneseindruck führt. Die Unterschiedsschwelle ist der Betrag der Reizgröße, welche nötig ist, damit ein Reiz gerade noch von einem anderen unterschieden werden kann. Dabei ist dieser Betrag nicht immer gleich. Für Gewichte wurde beispielsweise gezeigt, dass es leichter ist, zwei leichte Gewichte voneinander zu unterscheiden, als 2 schwere.

2. Gesichtssinn

Das visuelle System oder Sehorgan besteht aus dem Auge, dem Sehnerv, den zentralen Sehbahnen und dem Sehzentrum der Großhirnrinde. Der adäquate Reiz ist Licht, oder besser: elektromagnetische Strahlung im Wellenlängenbereich 400 bis 750 nm. Im Bereich der ultravioletten oder infraroten Strahlung können Menschen beispielsweise nicht sehen, sie hat jedoch biologische Wirkung,. Die von UV – Strahlen wird beispielsweise jedes Jahr im Sommer von all jenen bewiesen, die sich bräunen lassen oder Sonnenbrände bekommen. Sonnenallergie ist ebenfalls eine Konsequenz der Exposition, genauso wie ultraviolettes Licht die Hautalterung und die Hautkrebsgefahr fördert und das Erbgut schädigt. Infrarotes Licht wird absorbiert und in Wärme umgewandelt. Im Gegensatz zum Menschen können viele Tiere ultraviolettes Licht sehen, infrarotes Licht kann dagegen von Schlangen sehr gut wahrgenommen werden. Allerdings gibt es auch die Wahrnehmung von Licht in völliger Dunkelheit, also bei Abwesenheit von Licht.

Die erste davon wird als Eigengrau, Eigenrauschen oder Eigenlicht bezeichnet und beschreibt das schwache Lichtempfinden, welches durch das zufällige Entstehen von Aktionspotentialen entsteht. Dafür könnte entweder die spontane Freisetzung von Transmitter oder spontane Isomerisation von Rhodopsin, einem wichtigen Molekül für die Transduktion, verantwortlich sein. Relevant ist Eigengrau vor allem für Sehvorgänge, denn es können nur Lichtreize gesehen werden, welche über dem optischen Rauschpegel liegen und somit vom Eigengrau eindeutig unterschieden werden können.

Die nächste Ausnahme bilden Phosphene. Phosphene sind Lichtwahrnehmungen, entstehen jedoch ebenfalls nicht durch Lichtreize, sondern durch andersartige Reizung des Auges, des Nervus opticus oder des visuellen Cortex. Ein klassisches Beispiel wären Druckphosphene, bei denen durch mechanischen Druck auf den

Augapfel dieser durch den Glaskörper auf die Retina übertragen wird. Dadurch kann man bei einem Schlag auf das Auge die klassischen Sterne sehen. Andere Mechanismen, die Phosphene hervorrufen können, sind die Einnahme von halluzinogenen Substanzen, große Beschleunigung des Kopfes und Migräne.

Die dritte und letzte Ausnahme bilden die Halluzinationen der REM – Phase des Schlafes. In dieser Schlafphase erlebte Träume können oft nach dem Erwachen noch in Erinnerung sein und sind oft emotional betont, wodurch auch Alpträume in diese Phase fallen. Am Anfang der REM – Phase können grobe Muskelbewegungen vorkommen, charakterisiert ist sie durch die schnellen Augenbewegungen, wodurch sie auch ihren Namen erhalten hat, rapid eye movement. Anders als lange Zeit angenommen können Träume jedoch auch in anderen Schlafphasen auftreten.

Das Auge ist ist ein sehr komplexes Organ, welches bei Tieren in ganz unterschiedlichen Ausführungen vorkommt. Dabei ist das Auge von Säugetieren und Vögeln sicher am besten entwickelt. Es kann mit Hilfe eines Systems von hintereinander angelegten lichtbrechenden Strukturen die Umwelt abbilden. Dieses System wird als der dioptrische Apparat bezeichnet und setzt sich aus der Hornhaut, der Linse und dem Glaskörper zusammen. An der Retina werden Lichtreize durch Photorezeptoren detektiert und transduziert. Die Signalverarbeitung findet zum einen Teil bereits in der Retina statt, zum Teil aber auch erst im visuellen Cortex im Gehirn.

Von der Retina zieht der Sehnerv, Nervus opticus, ins Gehirn, wo das Signal entlang der Sehbahn über das Chiasma opticum, den Tractus opticus, das Corpus geniculatum laterale und die Radiatio optica weitergeleitet wird. Der visuelle Cortex befindet sich im Okzipitallappen und übernimmt die subjektive Wahrnehmung eines Bildes.

2.1. Anatomie des Auges

Die äußerste Schicht des Auges ist bindegewebig und besteht aus der Sklera (Lederhaut) im hinteren Augenabschnitt und der Cornea (Hornhaut) im vorderen. Während die Sklera weiß ist, ist es für die Cornea wichtig durchsichtig zu sein, weshalb die Kollagenfasern streng parallel angeordnet sind. Kommt es zu Läsionen der Cornea führt das zur Quellung der Fasern wodurch sie trüb wird. Die Cornea ist stark gekrümmt und wird von einem dünnen Film aus Tränenflüssigkeit überzogen, um die optischen Eigenschaften zu verbessern. Sie ist außerdem stärker gewölbt als der restliche Augapfel.

Die mittlere Schicht des Auges wird als Uvea bezeichnet und besteht aus der Choroidea (Aderhaut) im hinteren Abschnitt, dem Corpus ciliare (Ciliarkörper) und der Iris (Regenbogenhaut) im vorderen. Die Choroidea enthält die Hauptblutgefäße zur Versorgung des Auges, der Ciliarkörper den Musculus ciliaris, um die Linse flach zu ziehen, mit der er über die Zonulafasern verbunden ist. Somit kann er ihre Brechkraft verändern und ist für die Akkommodation verantwortlich. Eine weitere Aufgabe des Corpus ciliare ist die Produktion von Kammerwasser, welches die Linse, den Glaskörper und die Cornea versorgt. Es unterscheidet sich vom Blutplasma nur insofern, als dass es proteinarm jedoch reicher an Lactat und Chlorid ist. Die Iris reguliert die Pupillengröße über die eingelagerten Muskeln Musculus sphincter pupillae und Musculus dilatator pupillae und somit die Lichtmenge, die auf die Retina trifft. Daneben ist sie für die Tiefenschärfe verantwortlich, da sie die Randstrahlen ausblenden kann.

Die innerste Schicht wird von der Retina (Netzhaut) gebildet. Sie beinhaltet die Photorezeptoren und Nervenfasern, die ihre Signale an den Nervus opticus senden. Die Retina besitzt eine Area oder Fovea centralis, eine Stell des schärfsten Sehens, genauso jedoch auch einen blinden Fleck, die Sehnervenpapille, die Stelle von wo der Nervus opticus und die Blutgefäße aus dem Bulbus austreten.

Da die Retina selbst kaum bis keine Gefäße hat, wird sie durch Diffusion aus der Choroidea ernährt. Das kann zum Nachteil werden, wenn beispielsweise in Folge einer Uveitis die Diffusionsstrecke erweitert ist – entweder durch die Bildung von Ödemen oder durch die Infiltration von Entzündungszellen – da die Retina in einem solchen Fall nur mangelhaft versorgt ist.

Im Inneren des Auges kann man den Glaskörper, die Linse, welche an den Zonulafasern aufgehängt ist, die Pupille und die vordere sowie hintere Augenkammer unterscheiden.

Der Glaskörper, Corpus vitreum, nimmt fast 2/3 des Platzes im Augeninneren ein und grenzt an die Retina, die Linse und den Ciliarkörper. Er besteht aus einer gallertigen Masse, die aus einem Kollagenfasernetz aufgebaut ist. Zwischen den Kollagenfasern befindet sich Hyaluronsäure, die dafür sorgt, dass die Kollagenfasern einerseits nicht zu eng aneinandergereiht sind und andererseits zusammenbleiben. Sie übernimmt somit die Aufgabe eines Klebstoffs. Durch diese Verbindung wirkt der Glaskörper wie ein Schwamm, der aus 98 % Wasser besteht. Im Laufe des Lebens können die Kollagenfasern schrumpfen bzw. können sich Stoffwechselprodukte einlagern.

Die Linse ist ein stark bikonvexer, durchsichtiger und elastischer Bestandteil des Auges. Sie ist dafür verantwortlich, dass sie das einfallende Licht gebündelt auf die Retina projiziert. Durch den verschieden starken Zug des Ciliarkörpers und infolge dessen der Zonulafasern kann die Brechkraft verändert werden. Für das Nahsehen wird der Musculus ciliaris kontrahiert, die Zonulafasern erschlaffen, die Linse kann sich aufgrund ihrer Eigenelastizität krümmen und das Licht wird dadurch stärker gebrochen. Bei der Fernakkommodation ist der Mechanismus genau umgekehrt.

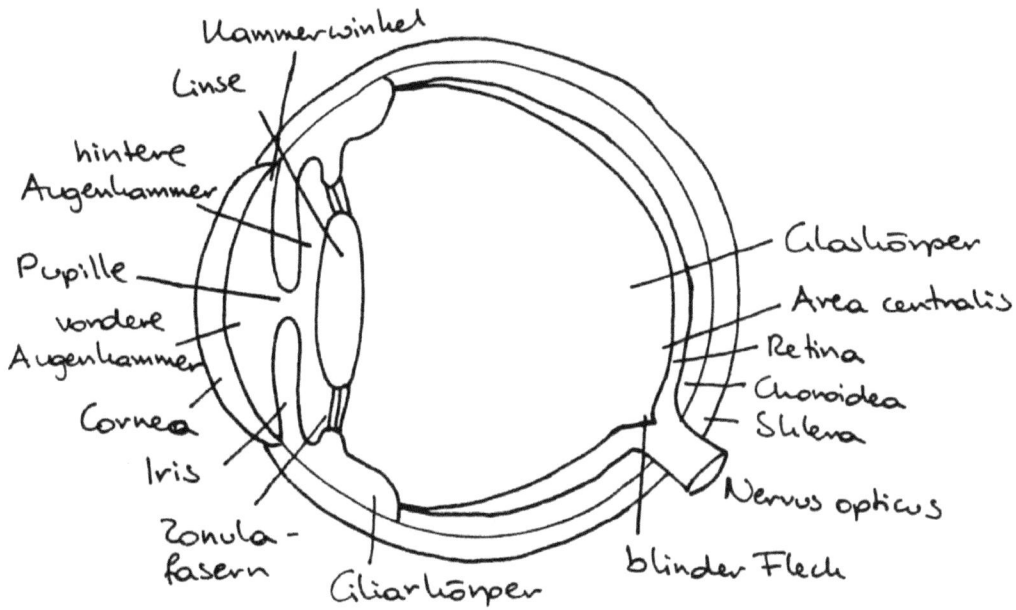

In den Augenkammern, Camera anterior und posterior bulbi, befindet sich das Kammerwasser, welches mit einer ungefähren Geschwindigkeit von 3 µl/min ständig von dem Ciliarkörper produziert wird. Infolge dessen muss es natürlich auch laufend abfließen können, da sonst der Augeninnendruck steigen würde. Dafür ist ein zirkulär verlaufender Venenplexus im Kammerwinkel, an der Grenze zwischen Cornea und Sklera, zuständig.

2.2. Physikalische Grundlagen des Sehens

Lichtstrahlen werden bei jedem Übertritt von einem Medium in ein anderes mit unterschiedlicher optischer Dichte gebrochen, ein Phänomen, das als Refraktion bezeichnet wird, wodurch ein betrachteter Gegenstand und dessen Abbildung auf der Retina sich durch die optische Achse verbinden lassen. An dieser kann ein vorderer und ein hinterer Brennpunkt F definiert werden, der sich durch die Einzeichnung des parallel zur optischen Achse verlaufenden Lichtstrahls ergibt, welcher beim Durchtritt durch die lichtbrechenden Medien des Auges gebrochen wird.

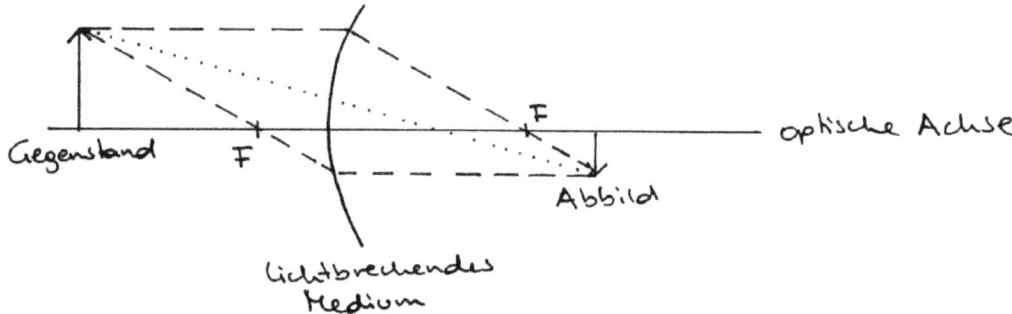

Die meiste Brechkraft besitzt bei am Land lebenden Tieren die Cornea, mit einer Brechkraft von +43 dpt beim Menschen. Verglichen damit haben die Linse nur + 19,5 dpt und das Kammerwasser – 3,7 dpt. Die Brechkraft wird durch die Linsengleichung berechnet und in Dioptrie angegeben.

$$1/g + 1/b = 1/f$$

g = Gegenstandsweite (Abstand Gegenstand zur Hauptebene der Linse)

b = Bildweite (Abstand des Bildes zur Hauptebene der Linse)

f = Brennweite (Abstand des Brennpunkts zur Hauptebene der Linse)

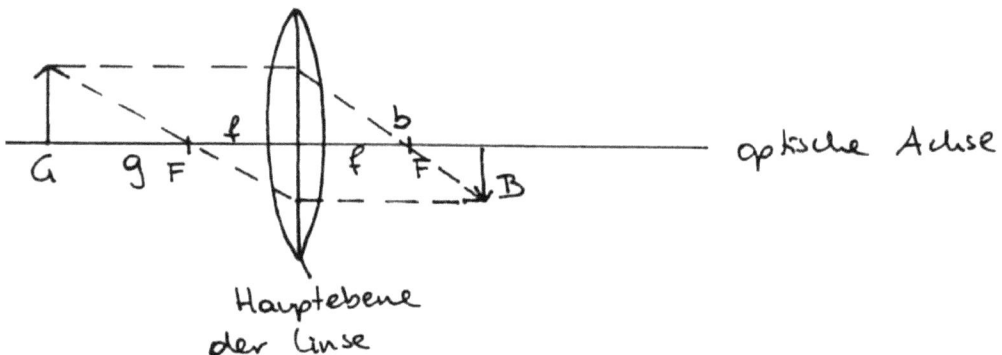

2.3. Refraktion

Die Brechung des Lichts erfolgt im Auge durch den präcornealen Tränenfilm, die Cornea, das Kammerwasser der vorderen Augenkammer, die Linse und den Glaskörper. Dadurch wird der betrachtete Gegenstand als verkehrtes, verkleinertes Bild auf die Retina projiziert.

Die größte Brechung erfolgt am Übergang von Luft auf die Cornea, da hier die Brechungsindices am verschiedensten sind.

Medium	Brechungsindex
Luft	1,003
Wasser	1,333
Kammerwasser, Glaskörper	1,336
Cornea	1,376
Linse	ca. 1,4

Der präcorneale Tränenfilm ernährt die Cornea, schützt sie vor Austrocknung und wird von den Tränendrüsen produziert. Die Flüssigkeit fließt über den Saccus – und anschließend den Ductus nasolacrimalis in die Nasenhöhle ab.

Refraktionsanomalien

Unter Refraktionsanomalien versteht man die Brechungsfehler des Auges, also von der Emmetropie, der Normalsichtigkeit, abweichende Zustände.

1. Myopie

Die Myopie oder Kurzsichtigkeit wird durch einen zu langen Bulbus oder zu starke Brechkraft hervorgerufen, wodurch sich die Bildebene bei der Fernakkommodation vor der Retina befindet und daher ferne Gegenstände nur unscharf gesehen werden können. Bei der Nahakkommodation hingegen wird jedoch ein scharfes Bild auf die Retina projiziert.

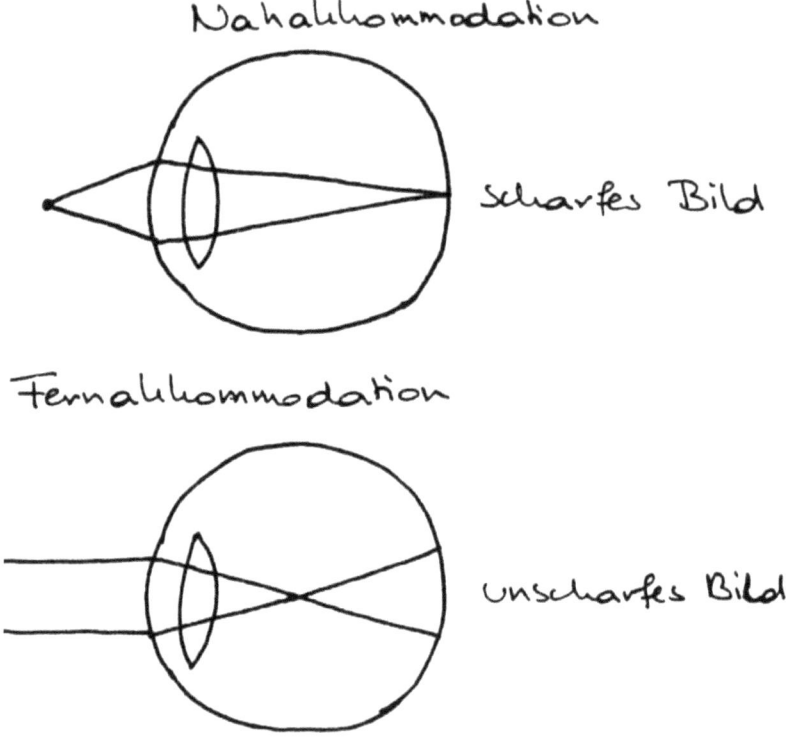

Myopie kann beim Menschen durch eine Zerstreuungslinse korrigiert werden.

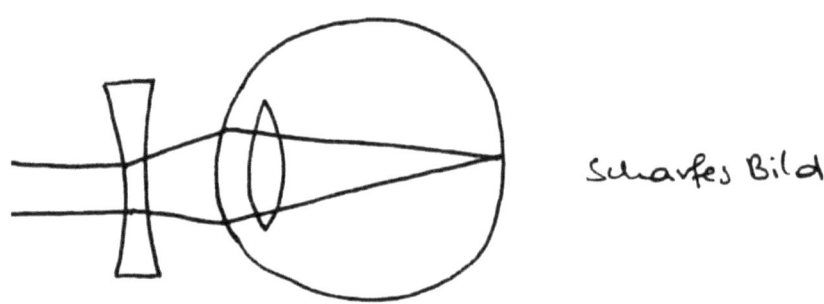

2. Hyperopie (= Hypermetropie)

Hyperopie oder Weitsichtigkeit wird durch zu schwache Brechkraft oder einen zu kurzen Bulbus verursacht. Die Konsequenz davon ist, dass die Bildebene sich hinter der Retina befindet bei der Nahakkommodation und das Bild somit unscharf ist.

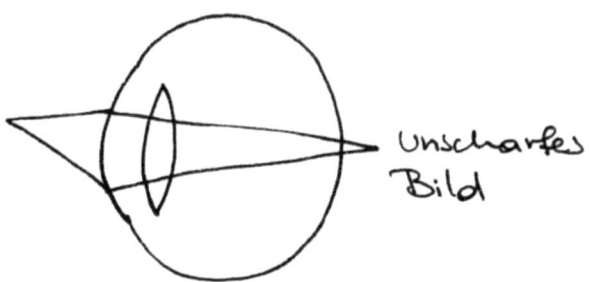

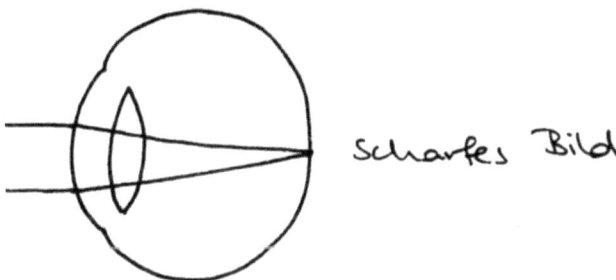

Zur Korrektur werden Sammellinsen verwendet

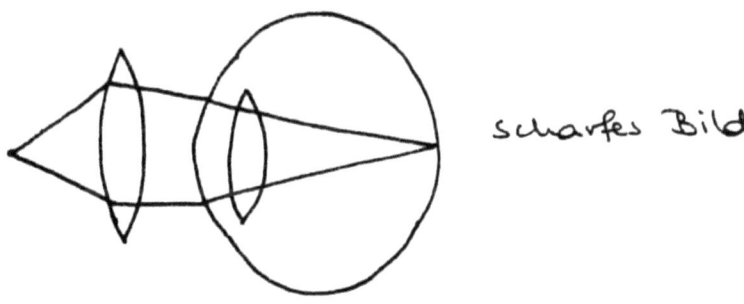

Eine wichtige Sonderform der Hyperopie ist die Presbyopie oder Alterssichtigkeit, welche durch eine Verminderung der Elastizität der Linse und somit auch der Brechkraft entsteht. Der zu Grunde liegende Mechanismus kann bei allen Säugetieren festgestellt werden. Die Epithelzellen unter der Linsenkapsel an der Vorderfläche der Linse können sich zeitlebens teilen und produzieren ständig Zellen nach, die sich zu den Linsenfasern differenzieren. Da die Kapsel der Linse keine Zellen durchlässt führt dieser Vorgang zur ständigen Vergrößerung und Verdichtung des Linsenkerns. Infolge dessen nimmt die Elastizität ab.

Zur Korrektur sind Lesebrillen, Halbbrillen oder Bifokalbrillen geeignet.

3. Astigmatismus

Astigmatismus wird auch als Stabsichtigkeit oder Hornhautverkrümmung bezeichnet und hat die Ursache, dass die Cornea horizontal und vertikal unterschiedlich stark gekrümmt ist. Die Konsequenz ist, dass ein Punkt als Strich auf der Netzhaut projiziert wird.

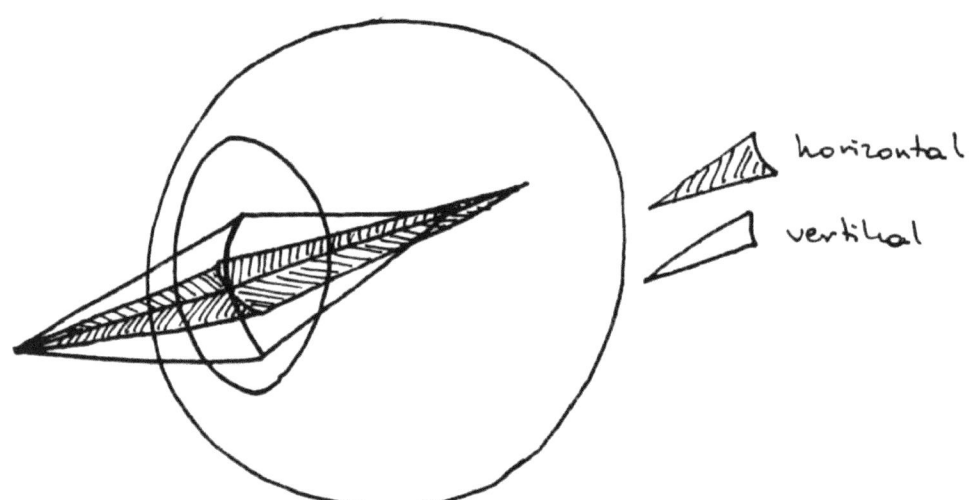

Die Korrektur erfolgt über eine 0,5 dpt Zylinderlinse.

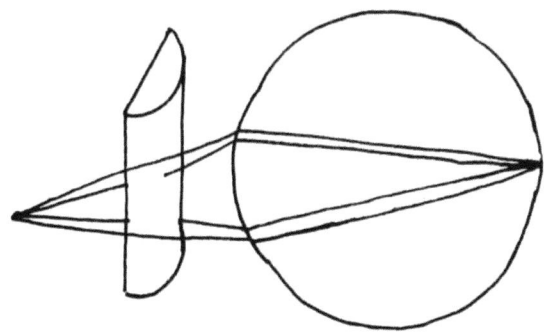

2.4. Akkommodation

Die Anpassung an unterschiedliche Gegenstandsweiten, sprich die Fern – und Nahakkommodation erfolgt bei Landvertebraten durch die Krümmung und somit Veränderung der Brechkraft der Linse, bei Wasservertebraten jedoch durch die Veränderung des Abstands zwischen Linse und Retina.

Je näher ein Gegenstand ist, desto größer muss die Brechkraft des dioptrischen Apparats sein, um ihn scharf abbilden zu können. Bei der Nahakkommodation kontrahiert sich der Musculus ciliaris, wodurch die Zonulafasern sich entspannen und die Linse sich entsprechend ihrer Eigenelastizität abkugeln kann, was ihre Brechkraft vergrößert.

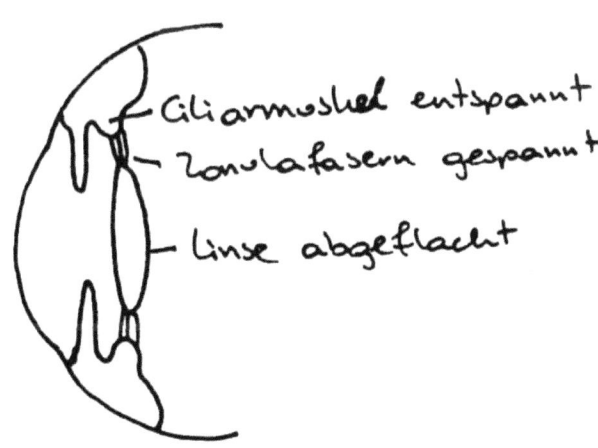

Bei der Fernakkommodation passiert das Gegenteil: Der Musculus ciliaris entspannt sich, dadurch werden die Zonulafasern gespannt und die Linse flach gezogen, ihre Brechkraft nimmt infolge ab.

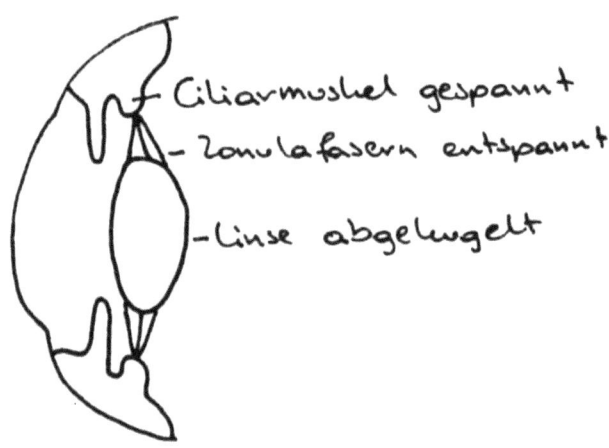

Das Vermögen der Akkommodation wird mit der Akkommodationsbreite gemessen. Sie bemisst sich aus dem minimalen Abstand, den ein Gegenstand benötigt, um vom Auge gerade noch scharf wahrgenommen werden kann, und dem maximalen Abstand, den ein Gegenstand haben kann, um noch scharf gesehen zu werden. Die Abstände werden mit 2 Punkten, dem Nahpunkt und dem Fernpunkt angegeben und sind nicht nur art - sondern auch altersabhängig.

Vögel können oft zusätzlich dazu auch die Krümmung der Cornea verändern, Fische und Reptilien dagegen verändern den Abstand der Linse zur Retina.

2.5. Vorgänge an der Retina

Die Retina ist für die Detektion von Lichtreizen zuständig und enthält dementsprechend auch die entsprechenden Rezeptoren. Jedoch ist sie nicht nur aus Photorezeptoren aufgebaut, sondern besteht aus insgesamt 5 verschiedenen für das Sehen verantwortlichen Zelltypen, die allesamt entweder an der Wahrnehmung von Licht oder an der Verarbeitung beteiligt sind. Die Zellschichten Retina sind dabei so angeordnet, dass ein Lichtreiz erst 2 Schichten durchdringen muss bevor er zu den Photorezeptoren gelangt.

Die äußerste Schicht der Retina wird von Epithelzellen gebildet, welche das Pigment Melanin eingelagert haben. Dadurch ist es schwarz gefärbt und reflektiert kein Licht. Das hat den Sinn, dass Licht nur einmal durch die Retina fällt und somit der Reiz nur 1 Mal auf sie einwirkt.

An das Pigmentepithel angelagert befinden sich die Photorezeptoren, die elektromagnetische Reize in elektrochemische Signale umwandeln können. Sie sind damit das 1. Neuron der Sehnervenkette und leiten die Information an die Bipolarzellen weiter. Bei den Photorezeptoren kann man Stäbchen und Zapfen voneinander unterscheiden. Stäbchen sind sehr lichtempfindlich und ein einziges Photon reicht aus, um sie zu erregen, allerdings können sie keine Farben unterscheiden. Sie sind damit für das monochromatische Sehen in der Dämmerung verantwortlich. Zapfen beinhalten dagegen Pigmente, welche bestimmte Wellenlängen absorbieren und somit für das Farbsehen bei heller Umgebung sorgen.

Die Bipolarzellen sind das 2. Neuron und geben die Signale an die Ganglienzellen weiter, welche mit ihren Axonen den Nervus opticus bilden und zum Gehirn ziehen. Dort wo der Sehnervenkopf aus dem Auge austritt liegen keine Rezeptoren, wodurch dieser Bereich auch als blinder Fleck bezeichnet wird.

Neben den 3 vertikal miteinander verschalteten Neuronen gibt es auch noch horizontale Verschaltungen durch die Horizontalzellen und die amakrinen Zellen. Die Horizontalzellen sorgen dafür, dass die Informationen eines Photorezeptors an mehrere Ganglienzellen geleitet werden, während die amakrinen Zellen dafür verantwortlich sind, dass eine Ganglienzelle die Informationen von mehreren Photorezeptoren erhält.

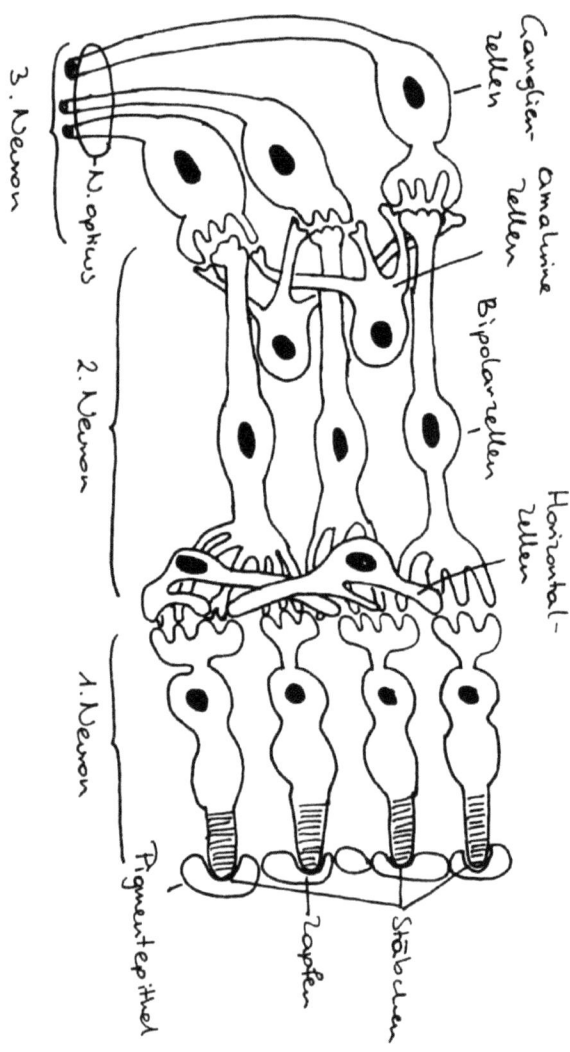

Durch die Divergenz und die daran anschließende Konvergenz schicken die Ganglienzellen die Informationen von ihrem jeweiligen rezeptiven Feld an das Gehirn.

2.5.1. *Verteilung der Zapfen und Stäbchen*

Stäbchen und Zapfen sind nicht gleichmäßig über die Retina verteilt, genauso wie die Dichte in den verschiedenen Arealen und zwischen den Arten sehr unterschiedlich ist. Unter anderem bestimmt die Dichte der Rezeptoren das räumliche Auflösungsvermögen der Augen und somit auch die Sehschärfe. Sie ist dafür verantwortlich, dass 2 Punkte noch getrennt voneinander wahrgenommen werden können. Daneben gibt es auch ein zeitliches Auflösungsvermögen, das bestimmt, wie viele Bilder pro Sekunde wahrgenommen werden können.

Tagaktive Tiere haben sehr viele Zapfen, damit sie Farben sehen können. Dagegen haben dämmerungsaktive Tiere wie Katzen oder Kaninchen viele Stäbchen und nur wenige Zapfen. Sie können damit jedoch trotzdem noch photoptisch sehen, also Farben wahrnehmen. Nachtaktive Tiere hingegen, wie Goldhamster oder Igel, haben fast ausschließlich Stäbchen und sehen daher größtenteils skotoptisch, also schwarz – weiß.

Die größte Dichte an Rezeptoren besitzen Fische, Vögel und Primaten in der Fovea centralis, in der sich ausschließlich Zapfen befinden. Hier ist auch das Verhältnis Photorezeptoren zu Ganglienzellen 1:1 und somit besonders günstig für scharfes Sehen. Ein weiterer Vorteil der Fovea ist, dass das Licht hier direkt auf die Zapfen fällt und nicht erst die Schichten aus Ganglien – und Bipolarzellen durchdringen muss.

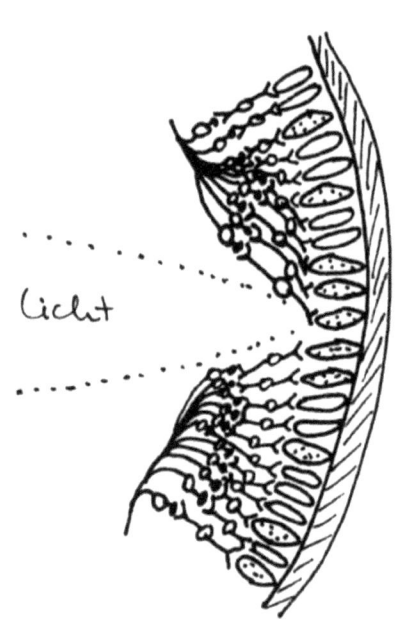

Je weiter man sich von der Fovea entfernt, desto mehr nimmt die Dichte der Photorezeptoren ab und desto mehr Stäbchen im Vergleich zu Zapfen sind vorhanden.

Bei den meisten anderen Tieren gibt es auch Bereiche, die auf die räumliche Auflösung spezialisiert sind, bei nachtaktiven Tieren sind sie jedoch hauptsächlich mit Stäbchen versehen.

2.5.2. Rezeption und Transduktion von Lichtreizen

Die Aufgabe von Photorezeptoren ist es, die einfallenden Lichtreize in chemische Signale umzuwandeln, was als Transduktion bezeichnet wird und im Prinzip bei Zapfen und Stäbchen dem gleichen Mechanismus folgt.

Die Photorezeptoren sind so angeordnet, dass das Außenglied, welches für das Sehen wichtig ist, in Richtung des Pigmentepithels zeigt während das Innenglied, in welchem die meisten Zellorganellen sind und der Stoffwechsel stattfindet, in

Richtung der Bipolarzellen weist. Das Außenglied verfügt über Membranscheiben, sogenannte Disks, in welche Rhodopsin eingelagert ist. Pro Außensegment gibt es etwa 800 solcher Disks, auf welchen sich pro µm² in etwa 30 000 Moleküle Rhodopsin befinden. Rhodopsin wird aus dem Protein Opsin und dem Chromophor 11 – cis – Retinal, dem Aldehyd von Vitamin A oder Retinol, welches Licht absorbieren kann, aufgebaut. Solange 11 – cis – Retinal an Opsin gebunden ist, hat es sein Absorptionsmaximum im Bereich des sichtbaren Lichts.

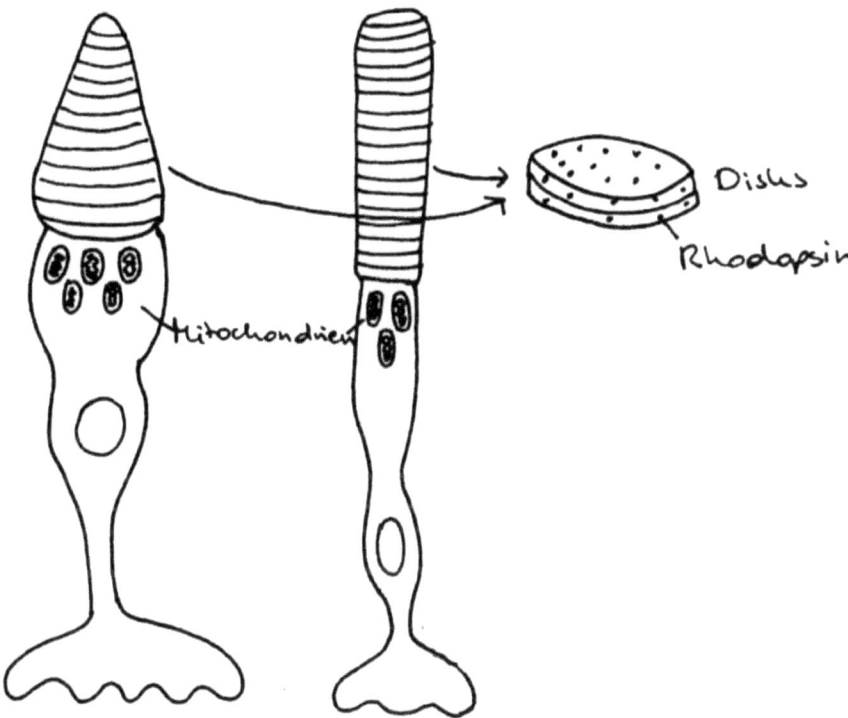

Das Besondere an Photorezeptoren ist, dass sie nicht wie andere Sensoren depolarisieren, wenn sie einen Reiz detektieren, sondern dass sie hyperpolarisieren. Das liegt daran, dass bei Dunkelheit ständig Ca^{2+} und Na^+ über durch cGMP geöffnete Kanäle in der Membran des Außenglieds einströmen. Durch die Depolarisation wird von den Photorezeptoren Glutamat als Transmitter in den synaptischen Spalt zu den Bipolarzellen ausgeschüttet und diese dadurch aktiviert. Bipolarzellen haben jedoch hemmende Eigenschaften gegenüber den nachgeschalteten Ganglienzellen, wodurch kein Signal an das Gehirn geliefert wird, solange die Photorezeptoren depolarisiert sind.

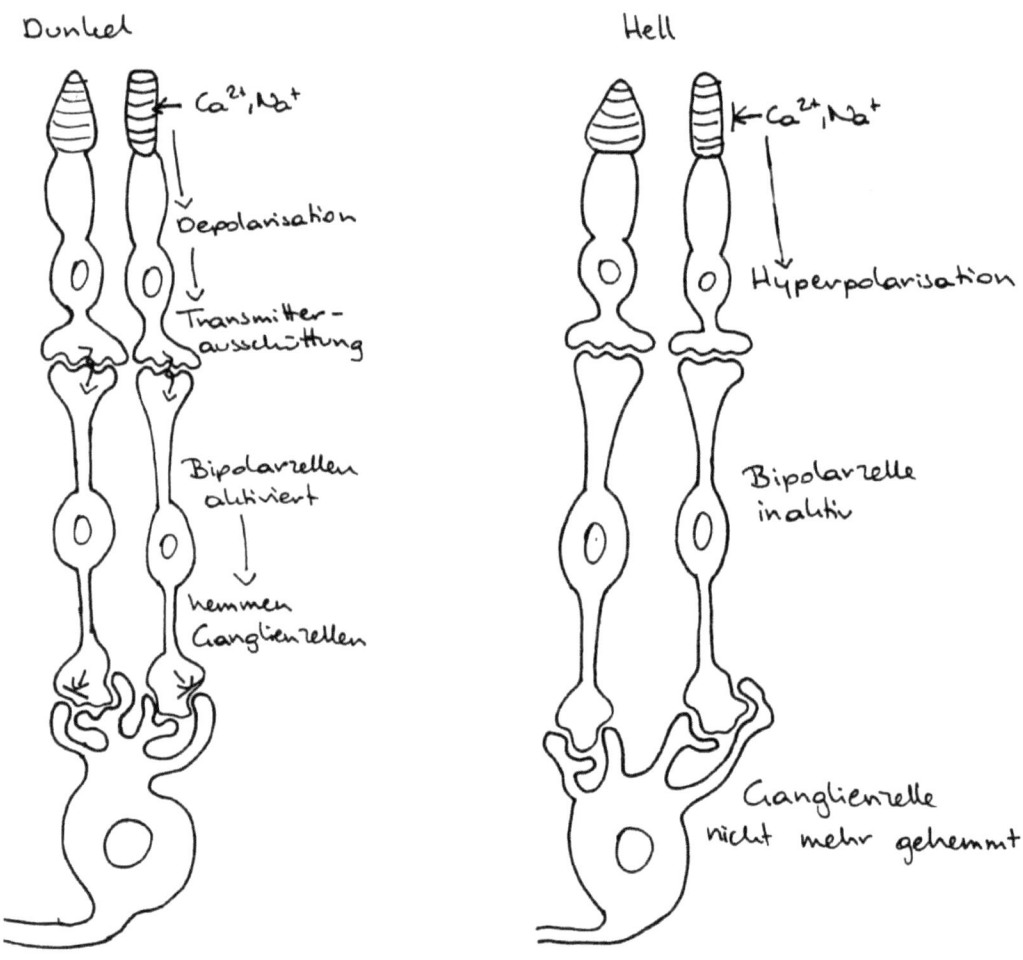

Sobald 11 – cis – Retinal Licht absorbiert hat, wechselt es in die all – trans – Form und dissoziiert von Opsin, welches in Folge dessen ebenfalls seine Struktur ändert und zum aktiven Enzym wird. Es aktiviert bis zu 3000 Moleküle Transducin, ein

GTP – bindendes Protein, welches nach erfolgter Aktivierung seinerseits je 1 Phosphodiesterase aktiviert. Jede Phosphodiesterase spaltet 2000 cGMP – Moleküle zu GMP, wodurch deren Konzentration stark gesenkt wird und die davon abhängigen Kationenkanäle schließen. Das führt zur Hyperpolarisation des Photorezeptors, damit auch zur verminderten Transmitterausschüttung und somit zur geringeren Hemmung der Ganglienzellen.

Da die Kaskade derart effektiv ist, werden pro eintreffendem Photon 250 000 cGMP – Moleküle durch Hydrolyse gespalten.

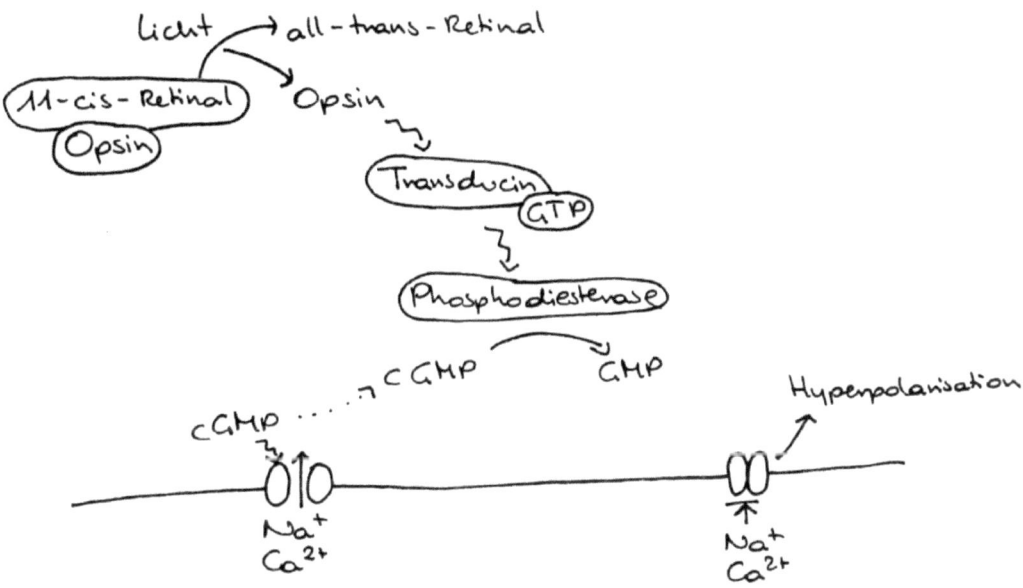

Nachdem der Lichtreiz wegfällt, regeneriert sich das Rhodopsin wieder, indem Retinal seine trans – Form annimmt und sich wieder mit Opsin verbindet.

2.5.3. Sehen im Dunkeln

Viele Tiere, darunter ein Großteil der Haussäugetiere, nachtaktive Vögel und Reptilien, haben ein Tapetum lucidum, eine lichtreflektierende Schicht zwischen dem Pigmentepithel und den Blutgefäßen unter der Retina. Es enthält je nach Tierart verschiedene Kristalle, wodurch die Photonen, welche bereits durch die 3 Neuronen der Retina gefallen sind, reflektiert werden und somit ein zweites Mal die Photorezeptoren erregen können. Das Tapetum lucidum verbessert damit die Sicht in Dunkelheit, da die wenigen Lichtreize besser ausgenützt werden können.

Ein weiterer Vorteil für das Sehen im Dunkeln bietet eine hohe Stäbchendichte, da die Augen dadurch stärker Lichtempfindlich sind und selbst schwache Lichtreize besser ausnützen können.

2.5.4. Sehschärfe

Die Sehschärfe wird von einigen Faktoren bestimmt, wie der Dichte der Photorezeptoren, der Größe der Augen und der Größe der Ganglienzellen.

Je kleiner die Ganglienzelle ist, desto besser ist die Sehschärfe. Das liegt daran, dass die Größe in direktem Zusammenhang steht mit der Zahl der Photorezeptoren, die auf die einzelne Ganglienzelle verschalten werden. Wenn sie ausschließlich Informationen von einem Photorezeptor erhält, kann insgesamt ein viel detaillierteres Bild im visuellen Cortex wahrgenommen werden, als wenn die Reize von vielen Rezeptoren an die Ganglienzelle kommt.

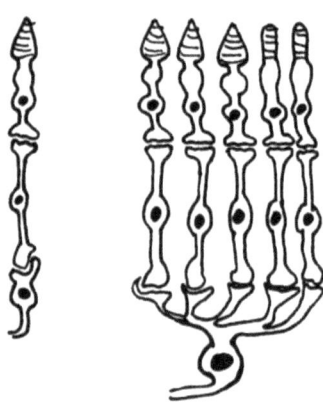

Je größer die Augen sind, desto besser ist die Sehschärfe. Der Grund dafür ist, dass bei einem größeren Auge auch ein größeres Bild auf der Retina entstehen kann und deshalb Details besser abgebildet und folglich auch besser wahrgenommen werden können. Vögel haben beispielsweise sehr große Augen, wenn man sie mit der Größe von Säugetieren vergleicht.

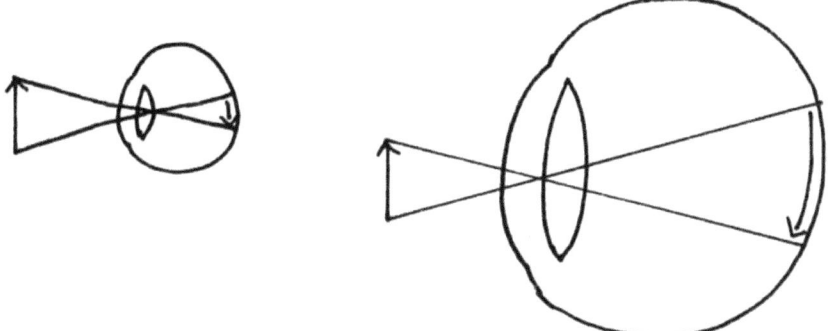

Eine hohe Dichte an Photorezeptoren sorgt ebenfalls für bessere Sehschärfe, sowie ein Verhältnis von Rezeptoren zu Ganglienzellen, welches 1:1 möglichst nahe kommt, wie es in der Fovea der Fall ist. Menschen haben beispielsweise eine Zapfendichte von 150 000/mm², Bussarde dagegen von 1 000 000/mm².

Die gut 2 Punkte voneinander unterschieden werden können, wird durch die Winkel – Sehschärfe oder anguläre Sehschärfe beschrieben. Sie wird in Winkelminuten angegeben. 1' entspricht einer Auflösung von 1,5 mm auf 5 m Abstand.

2.6. Reizweiterleitung und zentrale Verarbeitung

Von den Ganglienzellen ziehen die Axone gebündelt als Nervus opticus durch den Canalis opticus in die Schädelhöhle. Dort zieht er weiter zum Chiasma opticum, wo er mit dem Nervus opticus der anderen Seite Fasern austauscht. Wieviel Prozent der Fasern im Chiasma kreuzen ist abhängig von der Tierart. Von dort ziehen die

Fasern weiter als Tractus opticum zum Corpus geniculatum laterale des Thalamus, in dem sie auf das 4. Neuron verschalten werden. Vom Corpus geniculatum laterale zieht dann die Radiatio optica zur primären Sehrinde.

In der primären Sehrinde werden die Signale der Ganglienzellen verarbeitet, um schließlich ein Bild wahrnehmen zu können. Von der Retina kommen die Informationen über ein zweidimensionales Bild, das erst durch Verrechnung des Bildes der anderen Retina im Gehirn zu einem dreidimensionalen Bild werden kann.

Im Gehirn werden nicht nur Bilder wahrgenommen, sie werden auch erkannt. Es gibt sogenannte visuelle Assoziationszonen, Gruppen von Neuronen, die beispielsweise nur auf ein bestimmtes Gesicht ansprechen, während andere Neuronen auf allgemeine Gesichtszüge reagieren. Mittels dieser Zonen können bekannte Gesichter erkannt und in Folge dessen auch zugeordnet werden.

2.7. Adaptation

Die Adaptation ist die Anpassung des Auges an unterschiedliche Lichtstärken, wofür es mehrere Mechanismen gibt.

Ein Mechanismus gegen Überbelichtung ist der Pupillenreflex. Wenn viel Licht ins Auge fällt, verengt die Iris die Pupille durch die Kontraktion des parasympathisch innervierten Musculus sphincter pupillae. Den Zustand einer eng gestellten Pupille bezeichnet man als Miosis. Wenn die Belichtung jedoch schwach ist, wird die Pupille vergrößert indem der sympathisch innervierte Musculus dilatator pupillae in der Iris kontrahiert. Die Weitstellung der Pupille wird auch als Mydriase bezeichnet. Da die beiden Muskeln über das vegetative Nervensystem innerviert werden kann bei erhöhtem Sympathicotonus eine Mydriase, sowie bei verstärktem Parasympathicotonus, eine Miosis festgestellt werden.

Der Reflexbogen des Pupillarreflexes zieht von den Photorezeptoren über den Nervus opticus zum Mittelhirn und von dort aus zum Kern des Nervus oculomotorius. Belichtung eines einzelnen Auges führt auch zur Pupillenverengung des anderen Auges, da ein Teil der Fasern im Chiasma opticum auf die andere Seite kreuzen. Dieser Mechanismus wird als konsensueller Pupillarreflex bezeichnet und ich wichtig bei der Feststellung der Lokalisation von Läsionen entlang der Reflexbahn.

Bei schwachen Lichtverhältnissen findet die sogenannte Dunkeladaptation statt. Sie beschreibt den Vorgang in den Photorezeptoren, der die Lichtempfindlichkeit zuerst bei den Zapfen und anschließend für die Stäbchen erhöht. Der Grund für die unterschiedliche Geschwindigkeit ist, dass in den Zapfen eine andere Isoform von Opsin vorliegt und somit die Rhodopsinregeneration unterschiedlich schnell abläuft. Der Prozess kann insgesamt bis zu einer Stunde dauern, die Helladaptation, die Anpassung an starke Lichtverhältnisse, erfolgt hingegen innerhalb einer Minute.

2.8. Farbsehen

Farbsehen ist ein evolutionärer Vorteil, da Objekte auch dann erkannt werden können, wenn sie den gleiche Helligkeit wie der Hintergrund besitzen oder bei wechselnden Lichtverhältnissen.

Zapfen sind zwar für das Farbsehen verantwortlich, können aber selbst nicht die Wellenlängen eines Reizes und somit auch keine Farben unterscheiden, sondern messen nur die Lichtintensität. Sie reagieren immer, wenn eine adäquate Wellenlänge auf sie trifft und erst die Ganglienzellen vergleichen die Erregungen der Zapfen in ihrem rezeptiven Feld miteinander und senden die Anteile der Signale der unterschiedlichen Zapfen an das zentrale Nervensystem, wo sie anschließend integriert und als Farben interpretiert werden. Daher sind auch mindestens zwei spektral unterschiedliche Zapfentypen notwendig, um Farben wahrnehmen zu können.

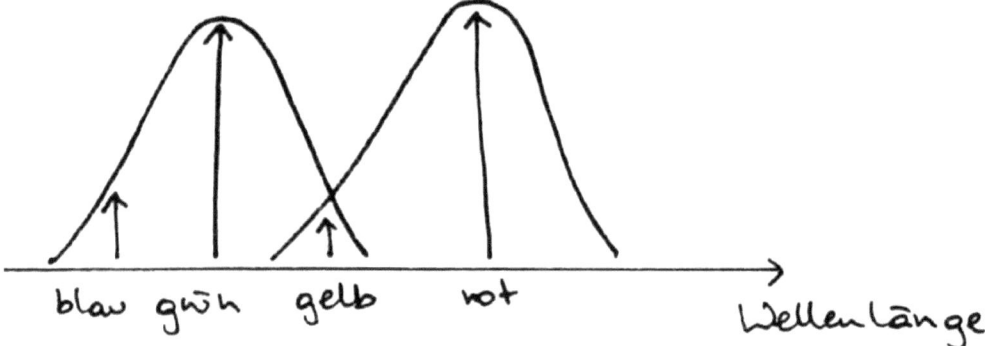

Es gibt drei verschiedene Typen von Zapfen, welche unterschiedliche Absorptionsmaxima besitzen: Blauzapfen mit einem Absorptionsmaximum von etwa 420 nm, Grünzapfen mit 534 nm und Rotzapfen mit 563 nm. Menschen und Altweltprimaten sind Trichromaten und besitzen daher alle 3 der genannten Typen, die meisten anderen Säuger sind dagegen Dichromaten und verfügen nur über die blauen und die grünen Zapfen.

Der Mensch kann ungefähr 200 Farbtöne voneinander unterscheiden, sowie 20 Sättigungsstufen und 500 Helligkeitsstufen. Daraus ergibt sich, dass rund 2 Millionen Farben für ihn wahrnehmbar sind.

Vögel hingegen besitzen ein breiteres Spektrum als der Mensch und können auch Wellenlängen in der Nähe vom UV – Bereich wahrnehmen. Damit können sie auch die meistens für Menschen nicht sichtbaren unterschiedlich gefärbten Gefieder von Männchen und Weibchen sehen.

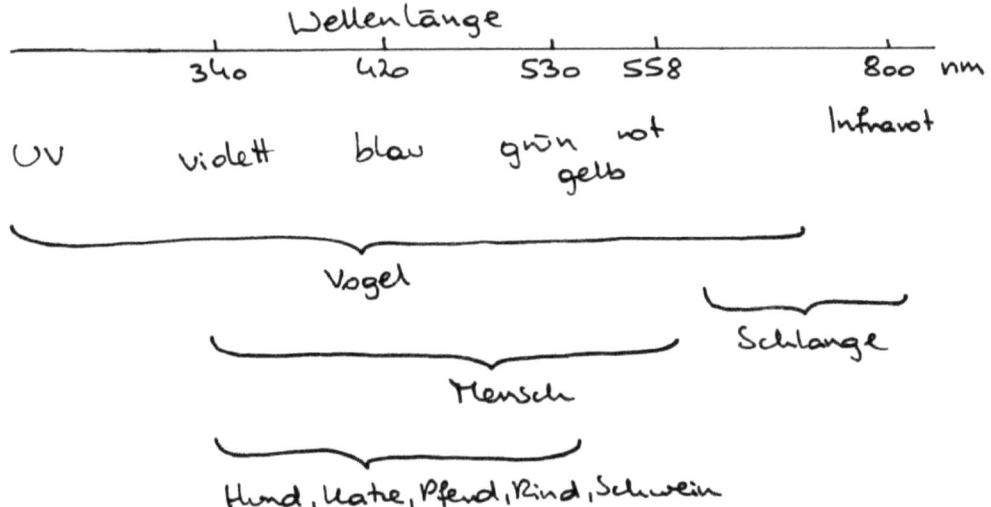

2.9. Gesichtsfeld

Wieviel ein Organismus von seiner Umfeld sehen kann hängt von seiner Körpergröße ab. Während diese über die Perspektive entscheidet, aus welcher alles wahrgenommen wird, ist die Anordnung der Augen dafür verantwortlich wie groß das Blick – und das Gesichtsfeld sind.

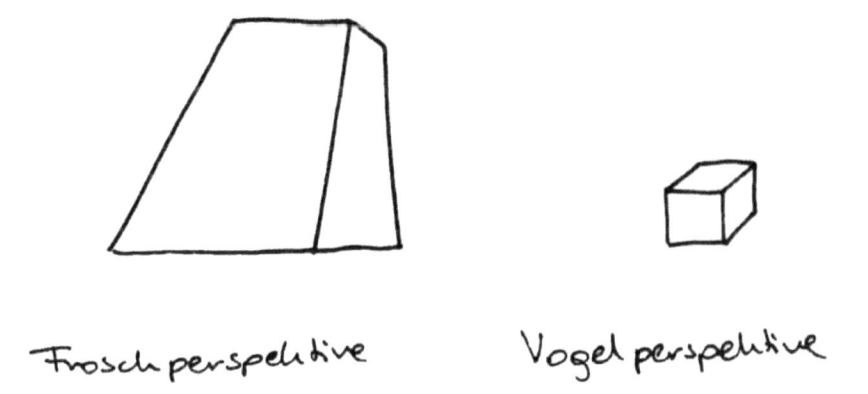

Das Blickfeld ist der Bereich der Umwelt, welcher mit unbewegtem Kopf, aber bewegten Augen gesehen werden kann. Das Gesichtsfeld ist hingegen jener Bereich, welcher mit unbewegtem Kopf und unbewegten Augen gesehen wird. Beim Menschen kann das Gesichtsfeld mittels Perimetrie gemessen werden. Die häufigste Methode ist die statische Perimetrie, bei welcher der Patient vor einem halbrunden Bildschirm sitzt, ein Auge verdeckt, das zweite auf einen Punkt in der Mitte des Bildschirms gerichtet hat. Während des Tests tauchen an verschiedenen Stellen des Bildschirms weitere Lichtpunkte auf, wenn der Patient sie wahrnimmt, drückt er einen Knopf. Wenn er sie nicht wahrnimmt, erscheint der gleiche Lichtpunkt nochmals, diesmal allerdings stärker. Wenn der Punkt noch immer nicht gesehen wurde, speichert der Computer die Position und wertet dann das Ergebnis aus.

Bei Ausfall oder Abschwächung eines Teils des Gesichtsfeldes spricht man von einem Skotom, welches sowohl physiologisch als auch pathologisch vorkommen kann. Physiologisch kommt es beim blinder Fleck vor, pathologisch kann es Folge einer Erkrankung der Netzhaut sein, wie einer Netzhautablösung. Genauso jedoch kann die Erkrankung die Sehbahn oder das Sehzentrum betreffen und nur vorübergehend auftreten, wie ihm Rahmen einer Migräne.

Das Blickfeld kann man weiter unterteilen in die Bereiche, welche von beiden Augen gesehen werden, die binokularen Bereiche, und in jene, welche ausschließlich von einem der beiden Augen gesehen werden, die monokularen Bereiche. Für die binokularen Bereiche werden jeweils 2 Bilder an das zentrale Nervensystem gesendet, welche dort miteinander verrechnet werden, sodass dreidimensionales Sehen, Stereopsis, möglich ist. Dies ist nur möglich, da beide Augen leicht unterschiedliche Bilder wahrnehmen. Daraus ergibt sich, dass je größer der binokulare Bereich ist, desto besser ist auch die Tiefenwahrnehmung.

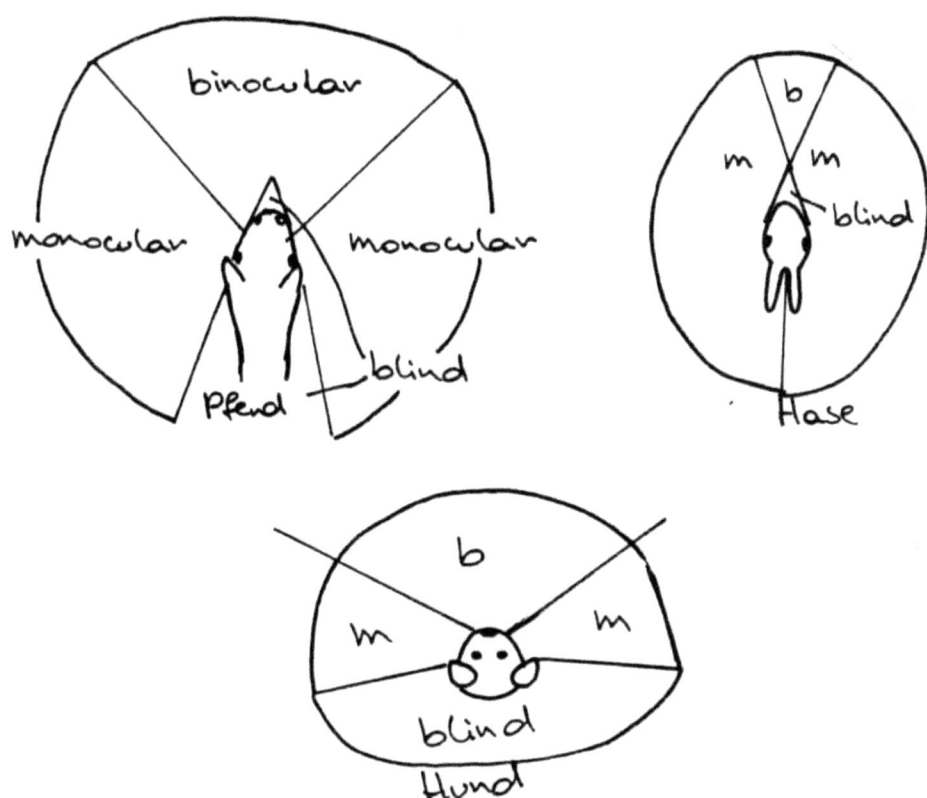

Räumliches Sehen ist vor allem für Predatoren wichtig, da sie die Entfernung zur Beute möglichst exakt einschätzen können müssen. Um ein möglichst großes binokulares Gesichtsfeld zu haben, liegen die Augen von Jägern frontal. Daraus ergibt sich jedoch, dass sie, verglichen mit Beutetieren, nur ein relativ kleines Gesichtsfeld haben, bei Katzen beispielsweise nur 180°, davon 100° binokular. Bei Fluchttieren liegen die Augen lateral, was ein großes Gesichtsfeld, jedoch nur einen kleinen binokularen Bereich, ergibt. Dadurch können Beutetiere zwar nur schlecht räumlich sehen, bemerken aber Predatoren besser. Hasen haben beispielsweise ein Gesichtsfeld mit 360°, jedoch sind nur 30° davon binokular.

2.10. Augenbewegungen

Die Augen werden durch je 6 äußere Augenmuskeln bewegt, wobei die Bewegungen selbst in konjugierte und vergente unterteilt werden können. Während bei konjugierten Augenbewegungen beide Augen gleichsinnig die Blickrichtung ändern, kommt es bei Vergenzbewegungen zu einer Winkeländerung der Blickachsen zueinander.

Zu den konjugierten Augenbewegungen zählen Sakkaden, Augenfolgebewegungen und der Nystagmus. Sakkaden sind schnelle Bewegungen, bei denen der Fixationspunkt ständig wechselt. Gesehen werden nur die Bilder, welche während der Fixation wahrgenommen werden, die während der Verschiebung von einem zum anderen Punkt werden unterdrückt. Augenfolgebewegungen sind dagegen langsam und können beobachtet werden, wenn ein bewegter Gegenstand fixiert wird. Nystagmus ist eine Kombination aus beiden vorangegangenen Bewegungen. Es ist eine langsame Hin – und eine schnelle Retourbewegung und wird nach der schnellen Komponente benannt. Physiologisch tritt er auf, wenn man aus dem fahrenden Zug oder Auto einen Gegenstand in der Landschaft anvisiert.

Zu den Vergenzbewegungen zählen die Konvergenz – und die Divergenzbewegungen. Bei Konvergenzbewegungen wird ein nahes Objekt betrachtet, wodurch die Blickachsen konvergieren. Gleichzeitig kontrahiert der Musculus ciliaris, um die Brechkraft der Linse zu erhöhen, und die Pupillen verengen sich, um die Tiefenschärfe zu erhöhen. Bei der Divergenzbewegung wird ein fernes Objekt betrachtet, daher müssen die Blickachsen divergieren.

Gesteuert werden die Augenbewegungen durch die blickmotorischen Zentren des Hirnstamms, die ihre Befehle über den Nervus oculomotorius (III), Nervus trochlearis (IV) und Nervus abducens (VI). Die meisten der 6 Muskeln werden vom

Nervus oculomotorius innerviert, ausschließlich der Musculus obliquus superior wird vom Nervus trochlearis versorgt und der Musculus rectus lateralis vom Nervus abducens.

2.11. Krankheiten des Auges

Das Auge kann von einer Vielzahl von Krankheiten betroffen sein von denen hier nur eine kleine Auswahl angesprochen wird.

2.11.1. Glaukom, grüner Star

Das Glaukom ist eine Bezeichnung für eine Erkrankung des Auges, die mit einer Druckschädigung des Nervus opticus in Verbindung steht. In den meisten Fällen wird eine Erhöhung des Augeninnendrucks als Ursache festgestellt, die entweder durch eine erhöhte Produktion von Kammerwasser oder eine Behinderung des Abflusses zustande kommt.

Eine Form ist Glaucoma chronicum simplex. Wie der Name bereits sagt, handelt es sich hierbei um ein chronisches Geschehen, welches progressiv verläuft und meist mit einer Erhöhung des Augeninnendrucks einhergeht. Es kommt dadurch zu einer Schädigung des Nervus opticus und deshalb auch zu Gesichtsfeldausfällen. Ein Spezialfall ist das Normaldruckglaukom, bei welchem die progressive Schädigung durch verschiedene Faktoren, wie beispielsweise lokale Ischämie zurückzuführen ist.

Das Winkelblockglaukom dagegen ist ein akutes Glaukom, bei dem der Kammerwinkel verlegt wird, was zu einer akuten Erhöhung des Augeninnendrucks führt, teilweise bis auf den 3 – fachen Normalwert. Die Folge ist eine Retinaschädigung und folglich auch Gesichtsfeldausfälle. Hinzu kommt, dass akute Glaukome schmerzhaft sind.

Die Therapie eines Glaukoms richtet sich nach der Ursache und ob es ein primäres Glaukom ist, also eigenständig entstanden ist, oder ein sekundäres, welches als Folge einer anderen Augenerkrankung, eines ärztlichen Eingriffs, eines Traumas oder als Nebenwirkung von Medikamenten auftritt. Oft wird versucht die Kammerwasserproduktion zu hemmen und die Kammerwinkel weit zu stellen.

2.11.2. Katarakt, grauer Star

Die Katarakt ist eine Linsentrübung und kommt am häufigsten als Cataracta senilis im fortgeschrittenen Alter vor. Die Ursache hiervon ist eine Veränderung des Wassergehalts der Linse, es kommt einerseits zur Bildung von Wasserspalten andererseits zu Verdichtungen und somit zur Linsentrübung.

Cataracta senilis entwickelt sich langsam und dadurch gekennzeichnet, dass der Patient alles wie durch einen Schleier oder einen Nebel wahrnimmt. Dadurch Verblassen auch die Farben und neben der Kurzsichtigkeit verschwimmen auch die Bilder. Neben all dem kommt auch eine Blendungsempfindlichkeit hinzu.

Therapiert kann der graue Star nur werden durch den Ersatz der eigenen mit einer Kunstlinse.

3. Gehör

Das Gehör sitzt in der gleichen anatomischen Struktur, dem Innenohr, wie das Gleichgewicht und auch das Funktionsprinzip ist beinahe gleich. Bei beiden werden die Reize über sehr empfindliche Mechanosensoren, sogenannte Haarsinneszellen, aufgenommen. Diese verfügen apikal über viele Stereocilien und im Fall des Gleichgewichtsorgans auch über ein Kinocilium. Erregt werden die Haarsinneszellen durch abbiegen der Cilien.

Das Gehör hat seine Haarzellen in der Cochlea, doch bevor ein Reiz hierhin gelangt, muss er erst durch das Außenohr und das Mittelohr.

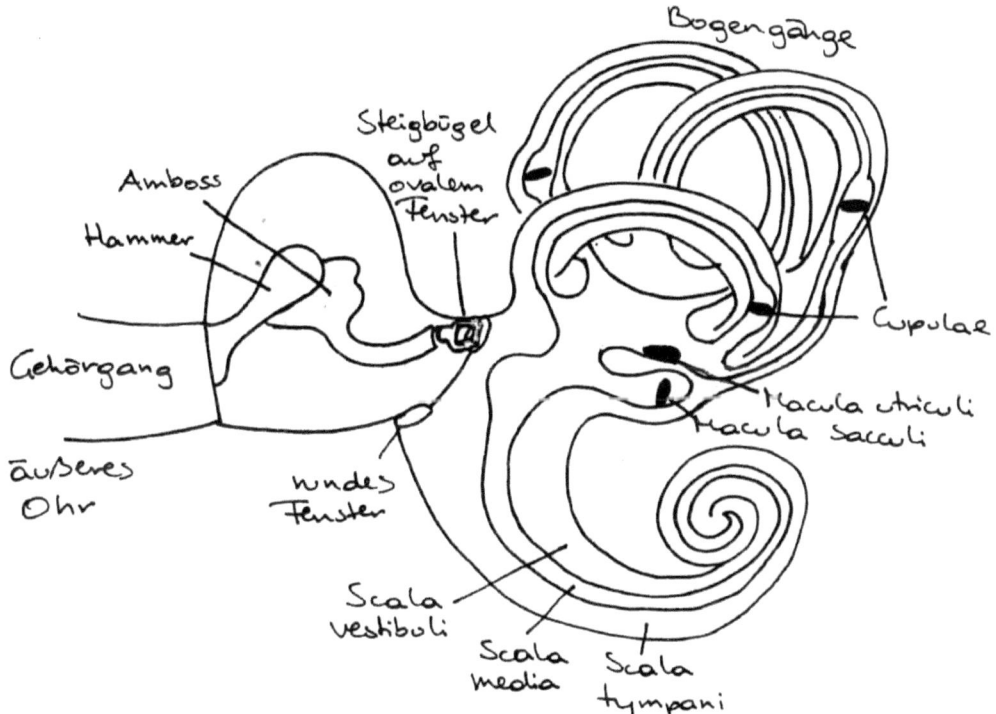

3.1. Schall

Der adäquate Reiz für das Gehör ist Schall, der von einem schwingenden Körper erzeugt wird und aus Druckschwankungen besteht. Die Frequenz der

Schwankungen wird in Hertz angegeben, also in Schwankungen pro Sekunde, die Amplitude der Schwingung in Pascal. Sie wird als Schalldruck bezeichnet. Oft wird auch der Schalldruckpegel L mit seiner Einheit Dezibel verwendet.

$$L = 20 \cdot \log P_x/P_0 \ [dB]$$

L = Schalldruckpegel [dB]

P_x = Schalldruck [Pa]

P_0 = Bezugsschalldruck = $2 \cdot 10^{-5}$ Pa

Menschen können bei einer Frequenz von 1000 Hertz Schalldruck zwischen $3{,}2 \cdot 10^{-5}$ und 63 Pa wahrnehmen, wobei ersteres als Hörschwelle und letzteres als Schmerzschwelle bezeichnet wird. Der frequenzbezogene Hörbereich liegt zwischen 20 und 20 000 Hz beim Menschen, zwischen 55 und 33 000 Htz beim Pferd, 67 und 45 000 Htz beim Hund und 45 – 65 000 Htz bei der Katze. Fledermäuse können Frequenzen bis zu 150 000 Htz hören, Delphine sogar bis zu 200 000 Htz. Ab 20 000 Htz spricht man von Ultraschall, unter 16 Hz ist es Infraschall, der beispielsweise von manchen Vögeln wahrgenommen werden kann.

In der Natur kommt Schall gewöhnlicherweise als Geräusche, eine Mischung verschiedener Frequenzen, vor. Wenn nur eine einzige Frequenz vorhanden ist, spricht man von einem Ton. Ein Klang hingegen besteht aus einem Grundton und mehreren Obertönen, welche allesamt ganzzahlige Vielfache des Grundtons sind.

Impedanz

Da sich die Schallwelle anfangs durch Gas als Medium ausbreitet und anschließend im Innenohr durch Flüssigkeit weitergeleitet werden muss, benötigt sie für die Übertragung Impedanzwandler.

An der Oberfläche von Gas zu Flüssigkeit existiert ein Impedanzsprung, da die beiden Medien unterschiedlich komprimierbar sind. Die Impedanz eines Mediums wird dadurch bestimmt wie groß der Anteil der reflektierten zur transmittierten Amplitude der Welle ist. Gas ist ohne viel Kraft zu komprimieren, während Flüssigkeiten nur schwer komprimierbar sind. Das führt dazu, dass eine Schallwelle, die sich in einer Flüssigkeit ausbreitet, eine viel kleinere Amplitude hat, als wenn sie sich in Gas ausbreiten würde. Daher benötigt das Ohr Impedanzwandler, denn ohne sie würden die Schallwellen einfach reflektiert ohne auf die Flüssigkeit im Innenohr übertragen zu werden.

3.2. Äußerer Gehörgang

Der äußere Gehörgang leitet die von der Ohrmuschel aufgefangenen Schallwellen zum Trommelfell, welches durch sie in Schwingung versetzt wird. Diesen Schritt bezeichnet man als die erste Impedanzwandlung. Hierbei wird die Energie der Schallwelle in die Schwingung des Trommelfells übertragen, welches bereits bei geringer Kraft eine hohe Schwingungsamplitude zeigt.

3.3. Mittelohr

Das Mittelohr wird nach außen vom Trommelfell abgeschlossen und beherbergt die drei Gehörknöchelchen Malleus (Hammer), Incus (Amboss) und Stapes (Steigbügel). Der Malleus ist mit dem Trommelfell verbunden und überträgt die Schwingung davon über den Incus auf den Stapes, welcher wiederum über das ovale Fenster mit dem flüssigkeitsgefüllten Innenohr verbunden ist.

Im Mittelohr verstärkt sich durch die Gehörknöchelchen die Schallenergie vom Trommelfell und dadurch gleichen sie einen Großteil des Verlustet von 98 % aus, den die Schallwellen beim Übergang von Luft auf Flüssigkeit erleiden. Das Mittelohr ist somit ein Schalldruckverstärker, der funktioniert weil der Hammer mit dem Trommelfell verwachsen ist und deshalb die Schwingungen auf den Knochen übertragen werden, der Hebelarm des Hammers immer länger ist als der des Amboss, wodurch die Hebelwirkung besser zu tragen kommt, und weil das Trommelfell größer ist als die Steigbügelplatte, weshalb es zu einer Druckverstärkung kommt. Die Verstärkung im Mittelohr beträgt zwischen 1:50 und 1:90 und wird als die zweite Impedanzwandlung bezeichnet. Am ovalen Fenster werden allerdings nur geringe Schwingungsamplituden bei vergleichsweise hohem Kraftaufwand erzeugt, wodurch es so ziemlich das Gegenteil vom Trommelfell bildet.

Neben seinen Eigenschaften als Schalldruckverstärker fungiert das Mittelohr auch als Bandpassfilter, der nur Schwingungen bestimmter Frequenzen weiterleitet. Je kleiner und steifer die Gehörknöchelchen sind, desto eher können hochfrequente Schallwellen übertragen werden. Die Konsequenz daraus ist, dass die Muskeln des Mittelohres, welche bei Kontraktion dafür sorgen, dass die Gelenke sich versteifen, dafür sorgen, dass tiefere Frequenzen weniger gut geleitet werden.

Als dritte Funktion verhindert das Mittelohr die Reflexion des Schalls an einem Impedanzsprung, der vorhanden wäre, wenn das Innenohr direkt hinter dem äußeren Gehörgang angelagert wäre.

Über die Eustachische Röhre wird der Druck im Mittelohr ausgeglichen, da es durch diese mit dem Pharynx verbunden ist. Wenn die Röhre verlegt ist, beispielsweise durch Schleimhautschwellungen, kann das Mittelohr die Schallwellen nur ungenügend übertragen und es kommt zur Schwerhörigkeit.

3.4. Innenohr

Das Innenohr besteht aus dem Labyrinth und der Cochlea, der Schnecke, in der sich das Corti – Organ mit seinen Haarsinneszellen befindet. Die Schnecke ist ein knöcherner Kanal, der sich um den Modiolus windet und 4 häutige Schläuche beherbergt. Dazu zählen die Scala vestibuli, die Scala media, die Scala tympani und das Corti – Organ.

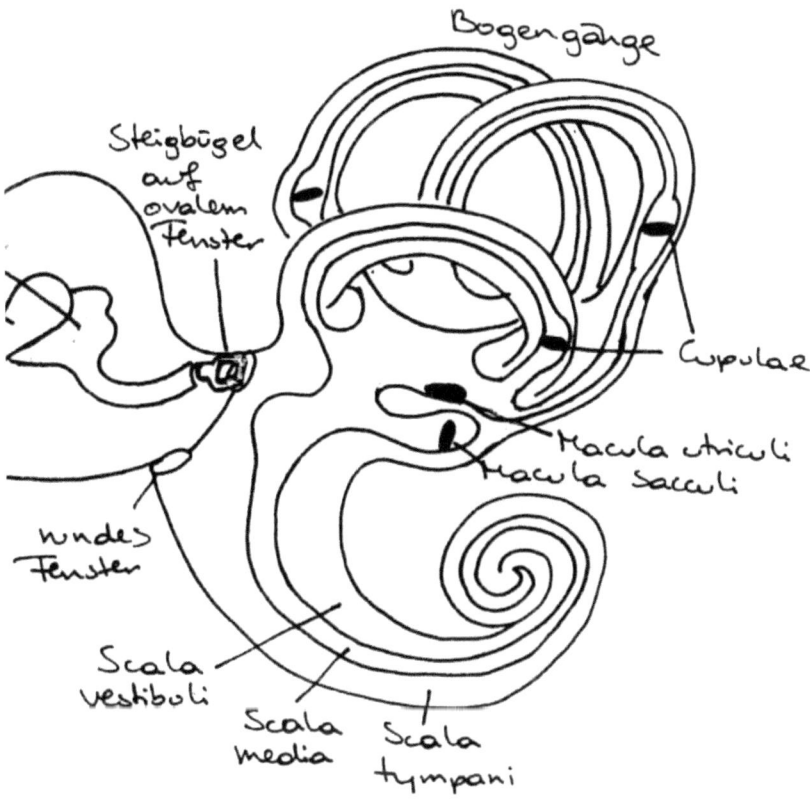

3.4.1. Scalae

Die Scala vestibuli und die Scala tympani sind mit Perilymphe gefüllt, einer Na^+ - reichen Flüssigkeit, die der extrazellulären entspricht, und im Helicotrema miteinander verbunden. Die Scala vestibuli ist vom Mittelohr durch das mit der Steigbügelfußplatte verschlossene ovale Fenster abgegrenzt, genauso wie die Scala tympani durch das mit einer Membran verschlossene runde Fenster.

Die Scala media ist mit Endolymphe gefüllt, die der intrazellulären Flüssigkeit entspricht und daher vor allem reich an K+ ist. Sie wird durch die Reissner – Membran von der Scala vestibuli abgegrenzt, die durch tight junctions abgedichtet wird, von der Scala tympani durch die Basilarmembran, auf welcher sich auf der Seite der Scala media das Corti – Organ befindet. Die Endolymphe wird von der Stria vascuaris produziert.

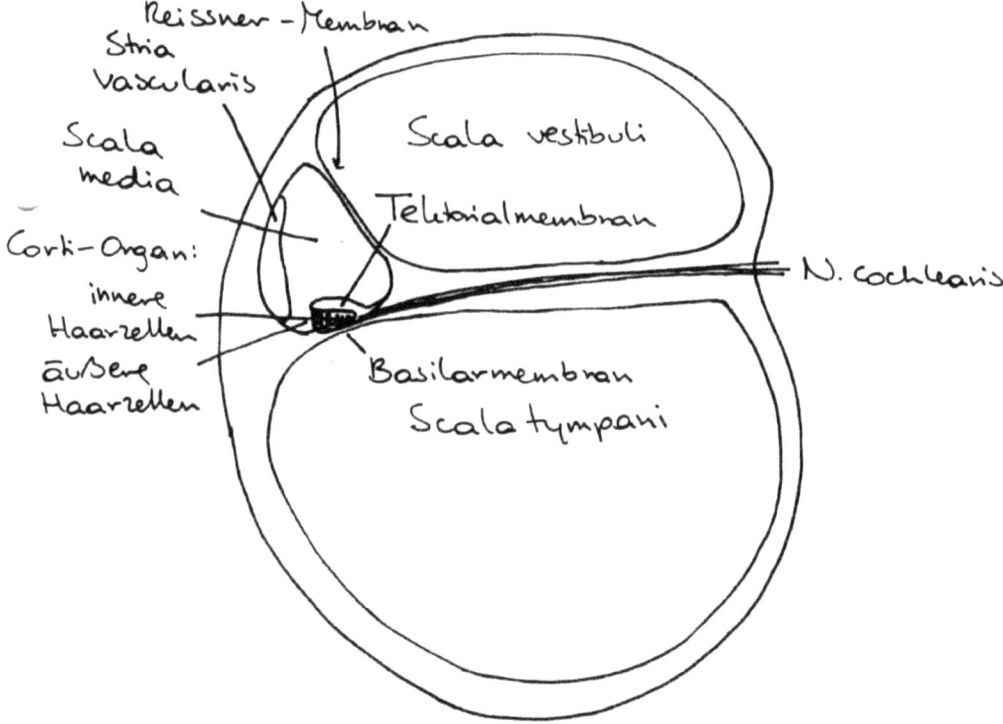

Die Scalae sind mit den entsprechenden peri – bzw. endolymphhaltigen Räumen des Labyrinths verbunden.

3.4.2. Stria vascularis

Die Stria vascularis ist eine drüsenähnliche Struktur an der lateralen Wand der Cochlea, die neben Kapillaren auch Marginalzellen, Intermediärzellen und Basalzellen enthält und dem Ligamentum spirale aufgelagert ist.

Die Marginalzellen sind zuständig für die K^+ - Sekretion in die Endolymphe und schaffen somit ein gegenüber der Perilymphe sehr K^+ - reiches Milieu. Die Intermediärzellen sind modifizierte Melanocyten und verflechten ihre Ausläufer mit denen der Marginalzellen. Die Basalzellen bilden eine durchgängige Schicht, die mit ihren tight junctions die Stria vascularis basal verschließt.

Die Marginalzellen erhalten über eine Rezirkulationskette genügend K^+ - Ionen um die Sekretion aufrecht zu erhalten. Alle Stütz – und Epithelzellen des Corti – Organs, bis hin zu den Wurzelzellen nehmen bei Deflektion der Stereocilien K^+ aus der Endolymphe durch die Transduktionskanäle der Haarzellen auf und geben sie durch basale Kanäle an die Corti – Lymphe weiter. Dort werden sie von den benachbarten Stützzellen über K^+/Cl^- - Cotransporter aufgenommen und an das Interstitium des Ligamentum spirale weitergegeben. Die Stütz –, Epithel – und Wurzelzellen des Corti – Organs sind über Gap junctions miteinander verbunden und können so untereinander K^+ weiterleiten.

Im Ligamentum spirale wird Kalium über Na^+/K^+ - ATPasen und $Na^+/K^+/2Cl^-$ - Symporter der Typ – 2 – Fibrocyten aufgenommen und über Gap junctions in die Basal – und Intermediärzellen und schließlich in den extrazellulären Raum der Stria eingebracht. Dort können sie durch die Na^+/K^+ - ATPase und $Na^+/K^+/2Cl^-$ - Symporter in die Marginalzellen aufgenommen werden.

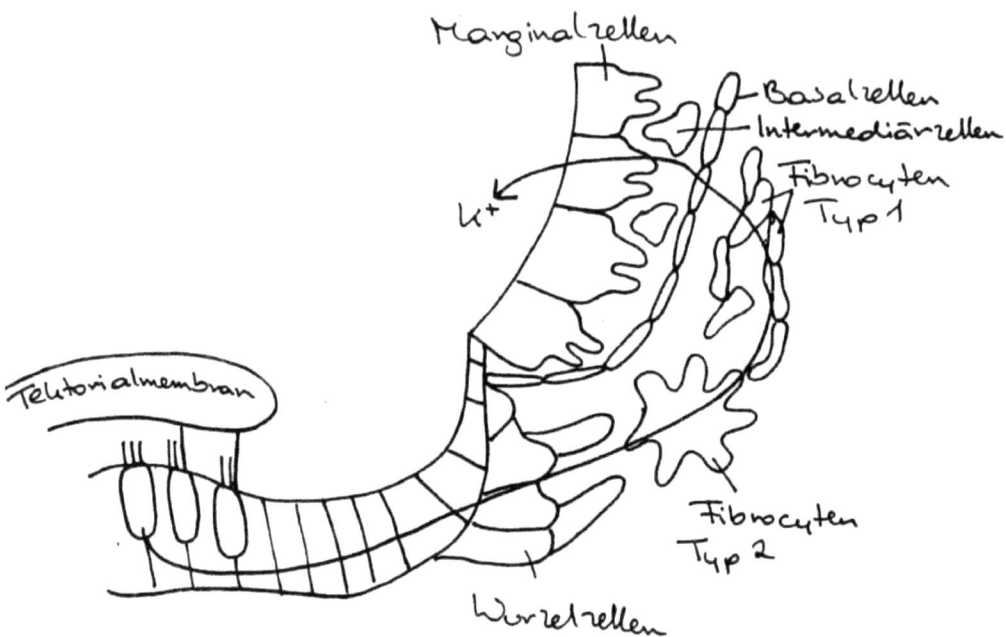

3.4.3. Corti – Organ

Das Corti – Organ enthält Haarzellen, welche in Stützzellen eingebettet sind und an der apikalen Membran Stereocilien tragen. Man kann sie in die inneren und die äußeren Haarzellen unterteilen, wobei die äußeren 3 Mal so viele sind. Die äußeren Haarzellen haben Kontakt zur darüber liegenden Tectorialmembran, die am Modiolus befestigt ist.

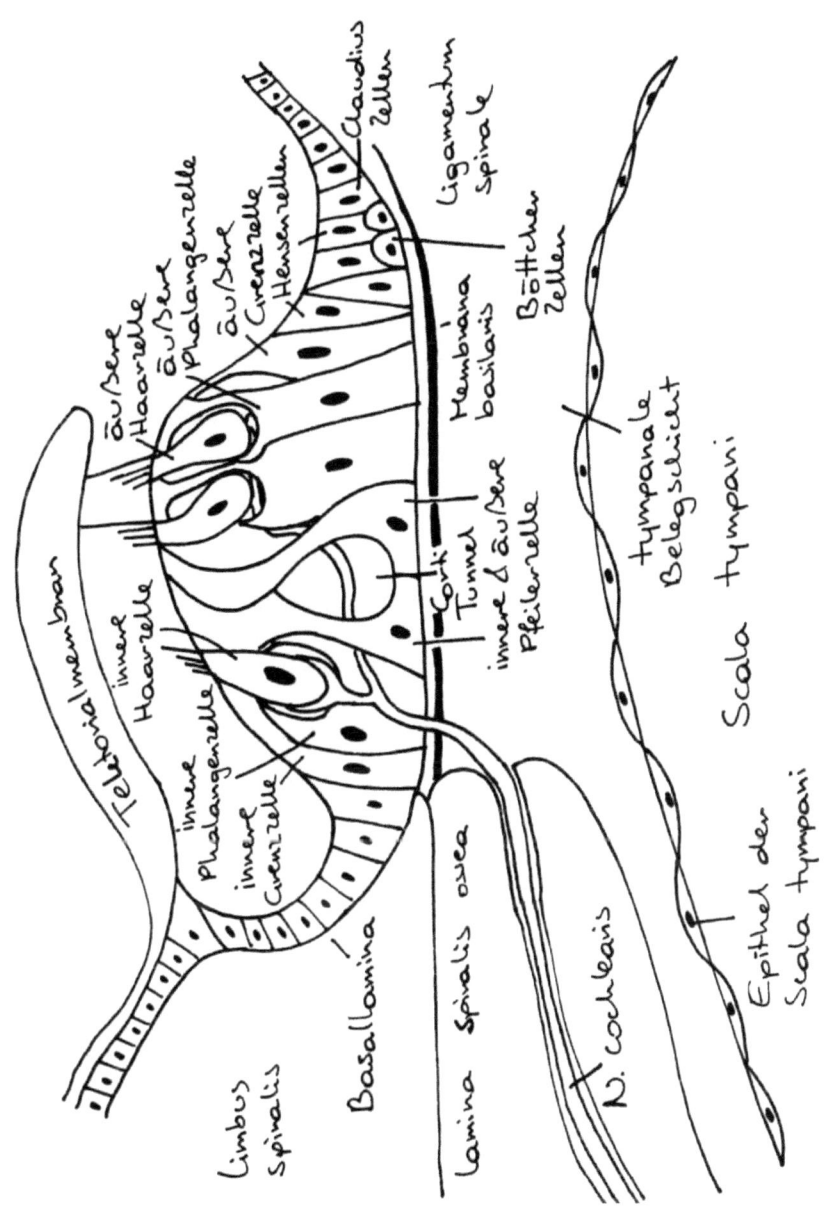

3.5. Schallübertragung im Innenohr

Durch die Schwingungen der Gehörknöchelchen wird die Membran am ovalen Fenster ebenfalls in Schwingung versetzt, wodurch die Schallwellen zu Wanderwellen in der Perilymphe der Scala vestibuli werden. Da Flüssigkeiten – und somit auch die Perilymphe – nicht kompressibel sind, breiten sich die Wanderwellen entlang der Scala vestibuli aus, gelangen über das Helicotrema in die Scala tympani und können durch die Bewegung des runden Fensters ausgeglichen werden.

Da die Scala media über Membranen mit der Perilymphe in Verbindung steht und diese durch die Schwingungen die Membranen eindellen, wird auch die Basilarmembran und ebenfalls das Corti – Organ in Schwingung versetzt. Infolge dessen kommt es zu einer Relativbewegung zwischen Tectorial – und Basilarmembran und damit zu Scherbewegungen der Stereocilien der äußeren Haarzellen, da sie mit der Tectorialmembran verbunden sind.

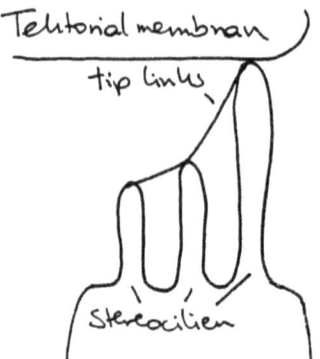 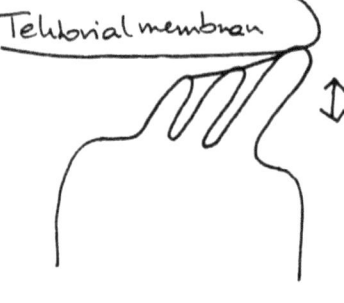

3.6. Transduktion

In der Perilymphe wird aus den Bewegungen des Stapes am ovalen Fenster eine Wanderwelle, die sich im Innenohr ausbreitet und schließlich die Haarsinneszellen erreicht, wo die Transduktion stattfindet. So wird aus dem ursprünglich mechanischen Signal ein elektrisch – chemisches.

Durch die Aufwärtsbewegung der Basilarmembran werden die Stereocilien der äußeren Haarzellen bewegt. Die Stereocilien sind untereinander mit tip links verbunden, die durch die Auslenkung gedehnt werden und dehnungsaktive K^+ - Kanäle in der Stereocilienmembran öffnen. Dadurch strömt vermehrt Kalium in die Zellen ein, wodurch sich ein depolarisierendes Sensorpotential bildet.

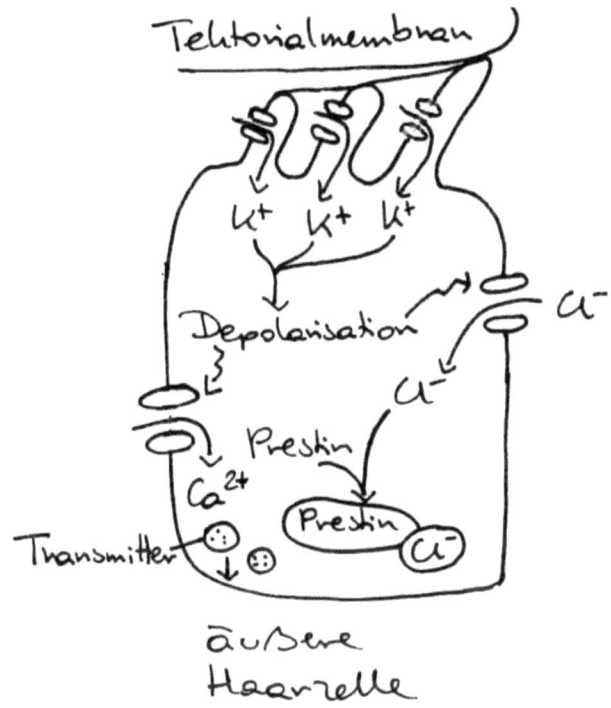

Angetrieben wird der Einstrom durch den Gradienten, der durch die hohe K^+ - Konzentration in der Endolymphe erzeugt wird. Die Konzentration beträgt 145 mmol/l, wodurch die Scala media über ein Potential von + 80 mV, dem sogenannten endocochleären Potential, verfügt. Dies ergibt eine Potentialdifferenz zum Intrazellularraum der äußeren Haarzellen mit – 70 mV von 150 mV.

Durch die Depolarisation kommt es zu einem Einstrom von Cl^-, welches sich an die Cl^- - Bindungsstelle des Motorproteins Prestin anlagert. Prestin befindet sich an der Innenseite der Zellmembran und verkürzt sich sobald Cl⁻ sich anlagert, was sich auf die gesamte äußere Haarzelle überträgt. Durch ihre aktive Beweglichkeit treiben die äußeren Haarzellen die Wanderwellen wie ein Motor an, die abwechselnde Kontraktionen und Relaxationen verstärken die Wanderwelle bis zu tausendfach, wodurch vermutlich auch die inneren Haarzellen auf die gleiche Art und Weise erregt werden.

Durch die Depolarisation kommt es zur Öffnung von Ca^{2+} - Kanälen in der Zellmembran der Haarzellen wodurch die Ausschüttung von Glutamat als Transmitter gefördert wird. Dieses stimuliert die afferenten Nervenfasern.

Weiters werden infolge der Depolarisation an der lateralen Seite der Zellmembran spannungsgesteuerte Ionenkanäle geöffnet, wodurch K^+ wieder aus den Haarzellen hinausfließt und die Zellen repolarisieren. Getrieben wird der Ausstrom durch die niedrige K^+ - Konzentration in der Perilymphe des Corti'schen Gangs.

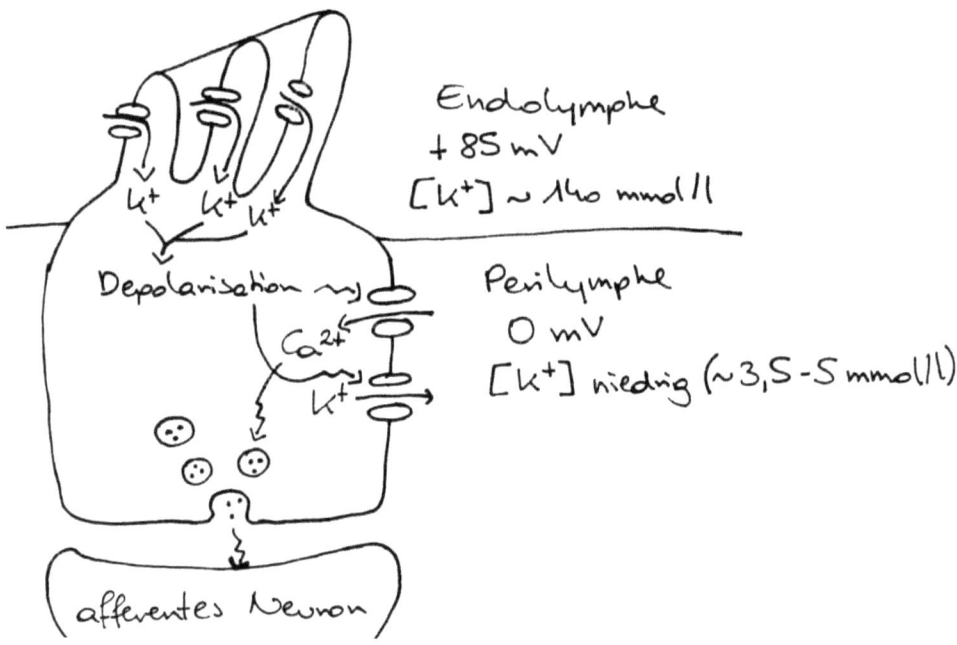

Die äußeren Haarzellen liegen zwar zahlenmäßig weit über den inneren Haarzellen, allerdings versorgen sie weniger als 10 % der Afferenzen des Nervus cochlearis. Somit fallen über 90 % der Afferenzen auf die inneren Haarzellen, deren Nerven auch dicker und stärker myelinisiert sind. Pro innerer Haarzelle sind 10 bis 30 Afferenzen vorhanden.

Wenn die Auslenkung der Stereocilien nicht für eine Spannung der tip links sorgt, sondern in die andere Richtung geht, kommt es zur Hemmung der afferenten Nervenfasern durch verminderte Transmitterausschüttung.

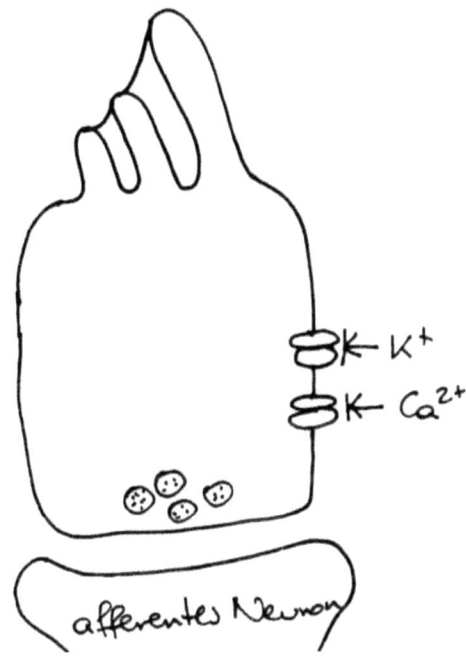

3.7. Hörbahn und Verarbeitung im ZNS

Die Zellkörper der afferenten Neurone, welche die Signale der Haarzellen der Cochlea aufnehmen, liegen im Ganglion spirale und projizieren mit ihren Axonen zu den Nuclei cochleares in der Medulla oblongata. Die Nuclei cochlearis bestehen aus

4 – 5 verschiedenen Zelltypen, welche die Frequenztrennung verbessern. Von ihnen zieht ein Großteil der Fasern als Corpus trapezoideum auf die Gegenseite, wodurch nur ein geringer Anteil auf der ipsilateralen Seite weiterzieht.

Im Corpus trapezoideum liegen die Nuclei olivares superiores und der Nucleus corporis trapezoidei, in denen die meisten Fasern auf das 3. Neuron umgeschaltet wird. In den oberen Olivenkernen werden außerdem die Signale von beiden Ohren verglichen, was für das Richtungshören wichtig ist. Die Axone dorthin sind gleich lang und die Neurone werden nur aktiviert, wenn von beiden Seiten zur gleichen Zeit ein Aktionspotential ankommt. Wenn ein Geräusch gerade vor dem Kopf erzeugt wird, es somit von beiden Ohren gleichermaßen wahrgenommen wird, kommen die Aktionspotentiale beim Neuron in der Mitte gleichzeitig an und erregen somit ausschließlich dieses. Wenn das Geräusch eher auf der rechten Seite erzeugt wird, dauert es ist das gemeinsam erregte Neuron weiter auf der linken Seite, da das rechte Ohr das Signal früher empfangen hat.

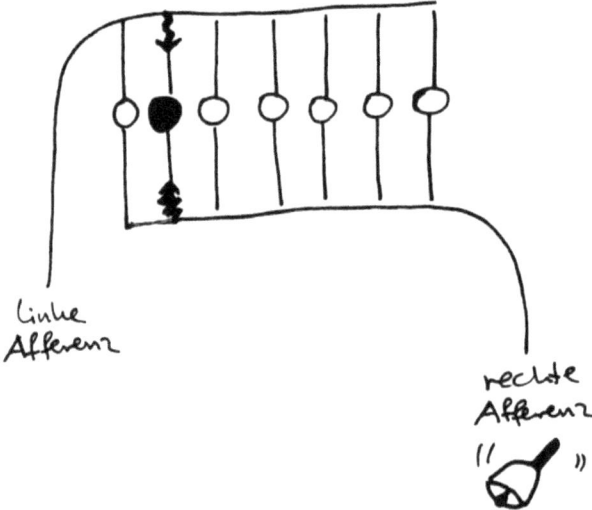

Daraus folgt, dass beide Ohren für die Lokalisation einer Geräuschquelle notwendig sind. Durch bewegliche Ohrmuscheln können Tiere auch neben der

Kopfbewegung auch so die entsprechende Richtung bestimmen. Neben dem unterschiedlichen Zeitpunkt der Wahrnehmung eines Geräusches ist auch die Schallintensität leicht verschieden.

Von den oberen Oliven ziehen die Fasern als Lemniscus lateralis zum Colliculus inferior, in dem viele Fasern auf das 4. Neuron umgeschalten werden und die meisten wiederum auf die andere Seite kreuzen. Vom Colliculus inferior verlaufen die Fasern über das Brachium colliculi inferioris zum Corpus geniculatum mediale des Thalamus und werden dort auf das 5. Neuron umgeschalten. Das fünfte Neuron endet im primär auditiven Cortex im Temporallappen.

Neben den aszendierenden Bahnen existieren viele absteigende, welche die vorgeschalteten positiv oder negativ beeinflussen können. Diese Art von efferenter Kontrolle reicht bis an die äußeren Haarzellen, die ebenfalls beeinflusst werden können.

Die Schallreize werden im Thalamus und im Cortex analysiert, sodass bestimmte Muster erkannt werden können, wie beispielsweise Sprache.

3.8. Frequenzbestimmung und Schallcodierung

Jede Schallwelle führt zur frequenzabhängigen Schwingung der Membranen der Cochlea, die auf der Basilarmembran von der Schneckenbasis bis zum Helicotrema läuft. Die Amplitude der Wanderwellen auf der Basilarmembran wird durch die mechanische Beschaffenheit der Membran bestimmt. In der Nähe des ovalen Fensters ist die Basilarmembran schmal und steif, am Helicotrema ist sie breiter und flexibler. Dadurch nimmt die Amplitude der Welle bis zum Helicotrema zu, die Geschwindigkeit und Wellenlänge nehmen jedoch im Gegenzug ab. Daher ergeben sich zwischen dem ovalen Fenster und dem Helicotrema an jedem Ort Amplitudenmaxima, die von der Frequenz der Welle abhängig sind.

Für hohe Frequenzen ist die größte Amplitude in der Nähe des ovalen Fensters, für niedrige Frequenzen in der Nähe des Helicotremas. Dadurch ergibt sich eine Frequenz – Orts – Transformation und die Informationen über eine bestimmte Schallfrequenz werden über den Ort, an dem die meisterregten Haarzellen sitzen, weitergegeben. Das bedeutet, dass jede afferente Nervenfaser durch eine bestimmte Frequenz, die sogenannte Bestfrequenz, am stärksten erregt wird.

Die Schallintensität wird über die Aktionspotentialrate vermittelt. Je höher sie ist, desto schneller werden Aktionspotentiale erzeugt. Bei hohen Intensitäten werden zusätzliche Nervenfasern rekrutiert, die eine gleiche oder zumindest ähnliche Bestfrequenz besitzen, allerdings eine höherer Antwortschwelle haben und somit überhaupt erst bei höheren Intensitäten aktiv werden.

3.9. Hirnstammaudiometrie (BERA: Brain stem Evoked Response Audiometry)

Die Hirnstammaudiometrie ist ein objektives Verfahren zur Prüfung der Gehörs, bei dem die akustisch evozierten Potentiale abgeleitet werden. Akustisch evozierte Potentiale sind elektrische Potentialschwankungen des Hörsystems, die durch akustische Reize in allen Teilen der Hörbahn in charakteristischer Art und Weise hervorgerufen werden. Durch die Ableitung wird die Zuordnung zu bestimmten Regionen des Zentralnervensystems ermöglicht.

Die akustisch evozierten Potentiale werden in der Regel mit Nadelelektroden abgeleitet und durch eine computergestützte Mittelungstechnik von überlagerten, reizunabhängigen Elektroencephalogramm (EEG) getrennt. Dafür werden 1000 oder 2000 Reize angeboten und die Mittelwertskurve der zugehörigen evozierten Potentiale bestimmt.

Eine differente Elektrode wird links oder rechts auf Höhe des Processus mastoideus platziert, eine weitere indifferente frontal. In der Regel werden die

Patienten sediert, um Störsignale durch Muskelbewegungen auszuschalten. Über Kopfhöhrer werden schnell hintereinander ca 1000 Klicklaute abgegeben und die evozierten Potentiale über die Elektroden abgeleitet. Schnelle Fourier – Transformationen filtern andere EEG – Signale heraus, damit nur die Antwort des Hirnstamms auf die akustischen Reize übrig bleibt.

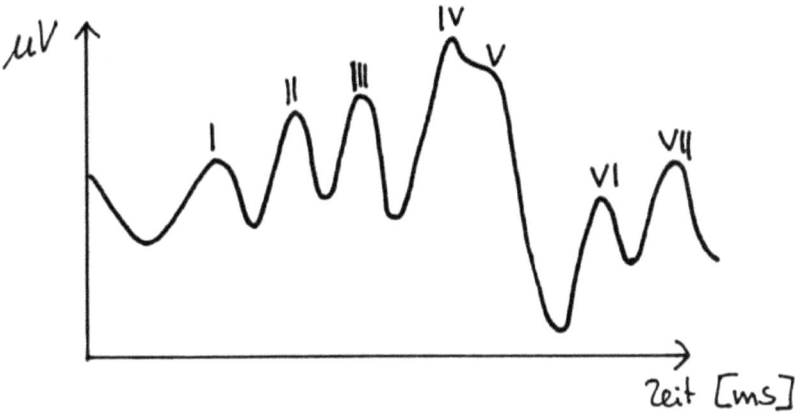

Gemessen werden vor allem die Latenzzeiten und die Amplituden. Bei der Latenzzeit ist die Zeit vom Setzen des Reizes bis zum Auftreten des jeweiligen Peaks bzw. auch die Inter – Peak – Latenz, also die Latenzdifferenz zwischen den einzelnen Peaks wichtig. Dabei korreliert die Latenzzeit negativ mit dem Schalldruck. Die Höhe der Amplituden korreliert dagegen positiv mit dem Schalldruck.

Die Peaks sind die Spitzenwerte der akustisch evozierten Potentiale, welche an jeder Schaltstelle der Hörbahn auftreten. Wenn die Hörbahn an einer bestimmten Stelle gestört ist, fallen der Peak der betroffenen Region und auch die folgenden aus oder sind zumindest deformiert. Es können dadurch auch raumfordernde Prozesse näher lokalisiert werden.

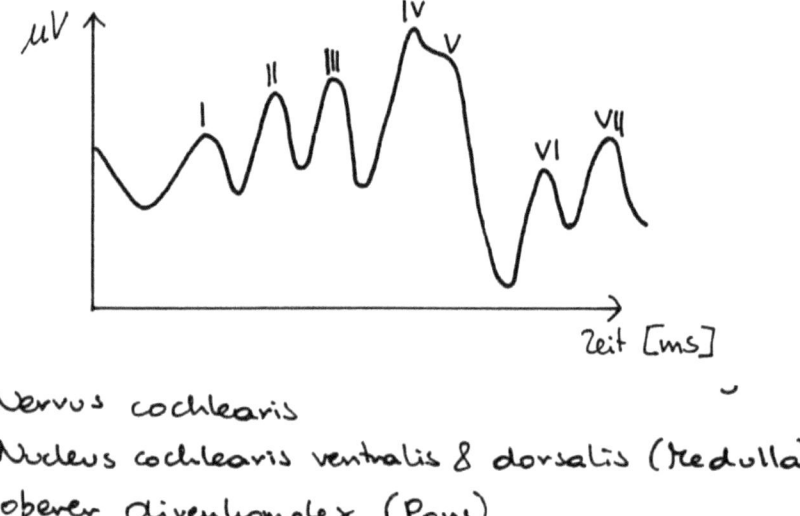

I... Nervus cochlearis
II... Nucleus cochlearis ventralis & dorsalis (Medulla)
III... oberer Olivenkomplex (Pons)
IV... Lemniscus lateralis (Pons)
V... Colliculus inferior (Mesencephalon)
VI... Corpus geniculatum mediale (Thalamus)
VII... Radiatio acustica (Thalamus -> Cortex)

Die Klicklaute sind außerdem unterschiedlich laut, es werden die Bereiche 10 – 70 dB abgedeckt, um auch die Hörschwelle ermitteln zu können.

4. Gleichgewicht

Das Gleichgewichtsorgan dient der Wahrnehmung von Beschleunigungen sowie der Richtung der Erdanziehungskraft. Zwar läuft dies ohne die primäre Beteiligung des Bewusstseins ab, allerdings werden Funktionsstörungen sehr wohl als Schwindelgefühl bemerkt. Es befindet sich im Labyrinth oder Vestibularorgan im Innenohr und besteht aus den Bogengängen, Ductus semicirculares, und den beiden Maculaorganen, Macula utriculi und Macula sacculi. Die knöchernen Strukturen werden von einem häutigen Ebenbild ausgekleidet, welches mit Endolymphe gefüllt ist und mit der Scala media der Cochlea in Verbindung steht. Zwischen dem knöchernen und dem häutigen Labyrinth befindet sich ein Hohlraum mit Perilymphe, der mit der Scala vestibuli und der Scala tympani verbunden ist.

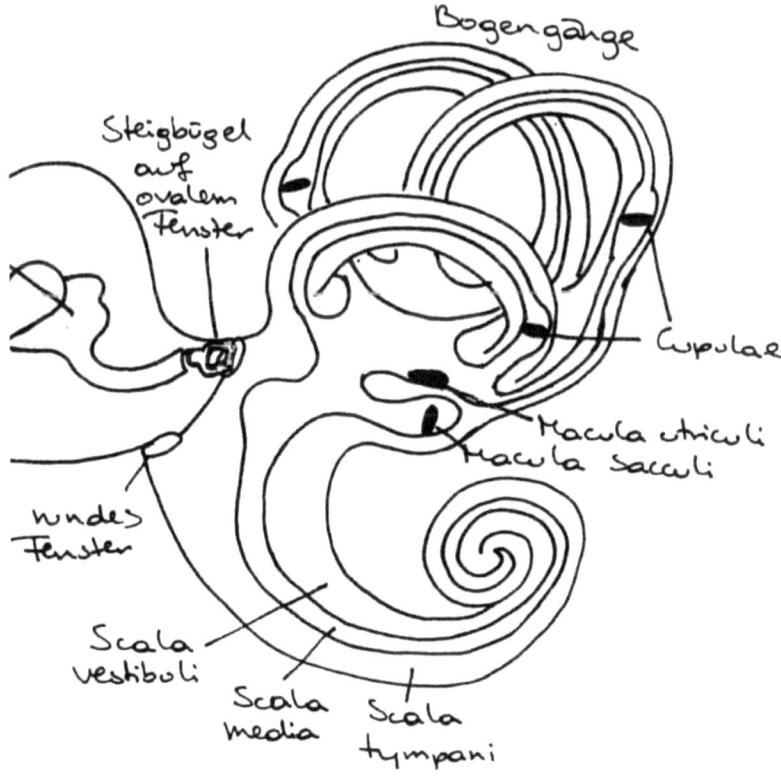

Das Sinnesepithel mit den Haarzellen befindet sich in den Ampullen der Bogengänge und in den Maculaorganen. Die beiden Maculae nehmen lineare Beschleunigungen wahr, während die Bogengänge Drehbeschleunigungen feststellen.

4.1. Macula sacculi & Macula utriculi

Die Sinneszellen der Maculae besitzen apikal sowohl Stereocilien als auch eine Kinocilie, die miteinander durch tip links verbunden sind. Oberhalb des Sinnesepithels der Maculae befinden sich Statolithen – oder Otolithenmembranen, gelatineartige Kissen aus Mucopolysacchariden mit Calciumcarbonatkristallen. Durch die Kristalle ist die spezifische Dichte höher als die der Endolymphe, wodurch sich die Membranen bei Translationsbeschleunigungen etwas langsamer bewegen als die Endolymphe. Das hat zur Folge, dass die in die Membran stehenden Cilien bewegt werden und die tonische Aktivität der Haarzelle vermindert oder verstärkt wird.

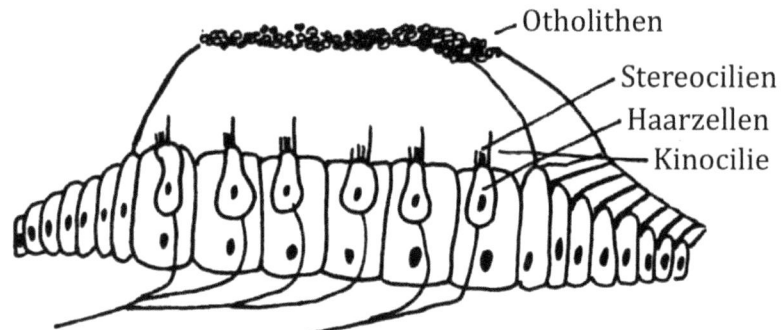

Im Normalfall scheren die Cilien der Haarzellen der Macula sacculi wegen der Gravitationsbeschleunigung bei normaler Kopfhaltung ab, während die der Macula utriculi gerade stehen. Sobald sich die Kopfposition ändert, verändert sich auch die Lage der Otolithenmembranen beider Maculae und demzufolge auch die

Winkel der Cilien der Haarzellen. Dadurch wird die tonische Aktivität der Haarzellen moduliert, was dem zentralen Nervensystem, gemeinsam mit den Informationen der Muskel – und Gelenksrezeptoren des Halses, die neue Position des Kopfes verrät.

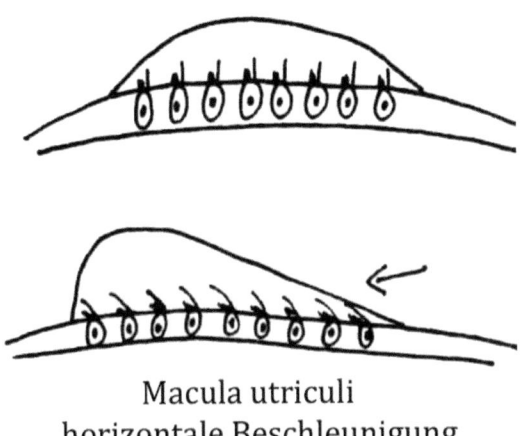

Macula utriculi
horizontale Beschleunigung

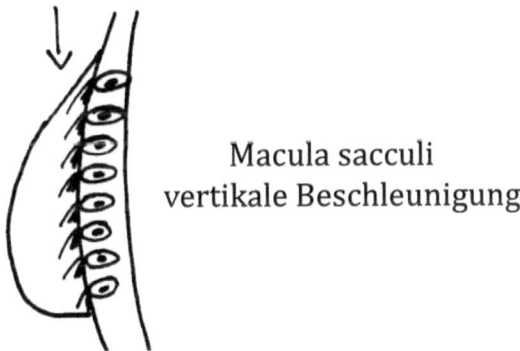

Macula sacculi
vertikale Beschleunigung

Das Abbiegen der Zellfortsätze in Richtung des Kinociliums führt zur Depolarisation und steigert die Frequenz der generierten Aktionspotentiale in den afferenten Neuronen. Ein Abbiegen in entgegengesetzter Richtung vermindert hingegen die Frequenz der Aktionspotentiale, da es zur Hyperpolarisation der Haarzellen führt.

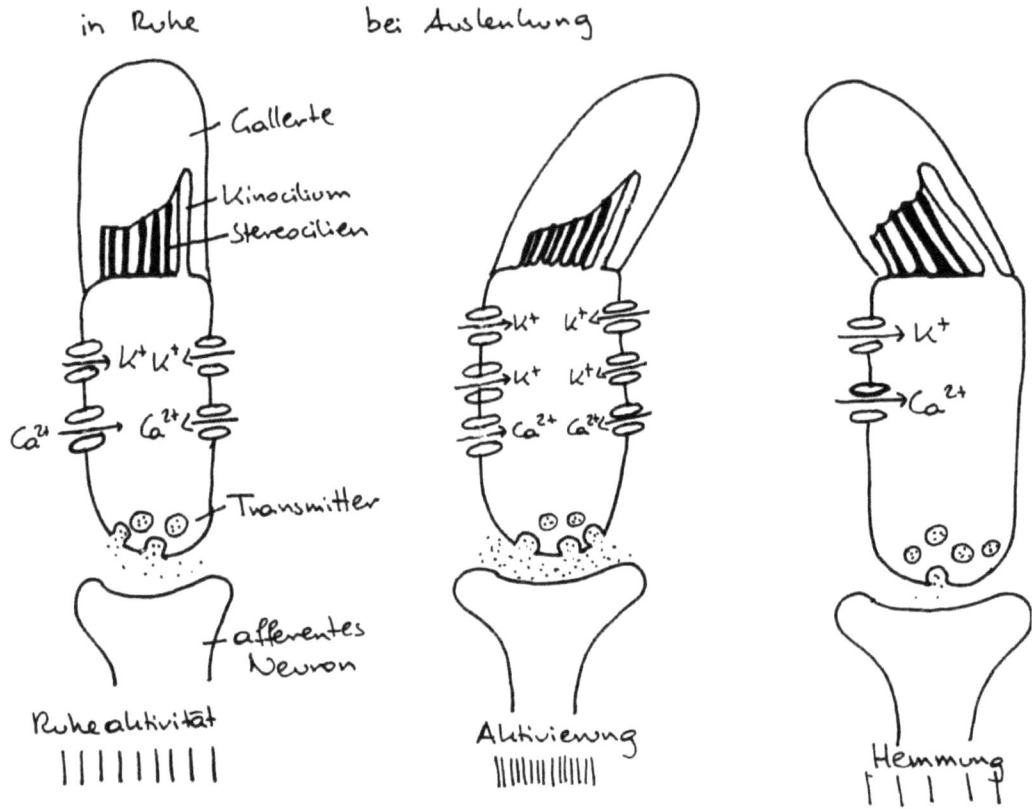

Die afferenten Neurone schließen sich zusammen zum Nervus vestibularis des Nervus vestibulocochlearis (VIII) und leiten so die Aktionspotentiale ins zentrale Nervensystem. Die Sinneszellen sind jedoch nicht nur afferent, sondern auch efferent innerviert.

4.2. Ductus semicirculares

Die drei Bogengängen stehen aufeinander wie die X -, Y -, und Z – Achse eines dreidimensionalen Koordinatensystems und können somit Winkelbeschleunigungen, also Geschwindigkeiten von Kopfbewegungen erkennen. In jedem der kreisförmigen Kanäle befindet sich eine Ampulle, die von einer Cupula verschlossen wird. Die Cupula ist eine gelatineartige, glykoproteinreiche Masse, welche auf den Haarzellen sitzt und von Endolymphe umspült wird. Befestigt wird sie am Dach der Ampulle, an ihrem Boden ragen pro Haarzelle einige Stereocilien und ein Kinocilium hinein.

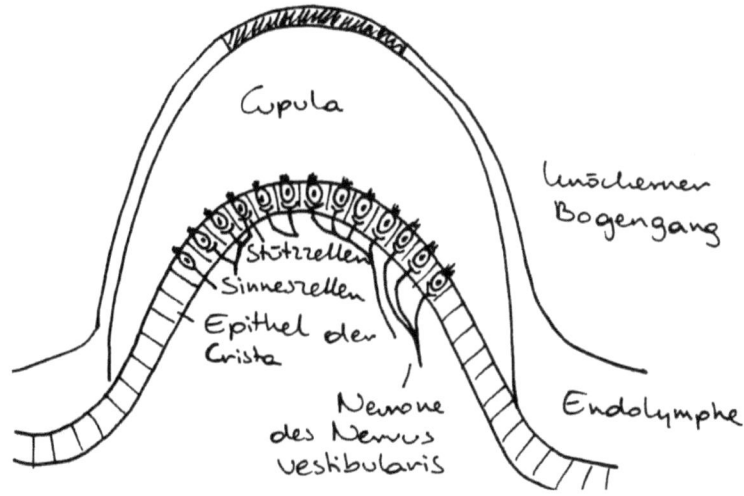

Die Cupula hat dieselbe spezifische Dichte wie die Endolymphe, wodurch Translationsbewegungen keine Lageveränderungen hervorrufen. Hingegen führen Drehbewegungen des Kopfes zur Verlagerung der Endolymphe und Auslenkung der Cupula in entgegengesetzter Richtung, da sie ja am Dach der Ampulle fest verwachsen ist und sich somit mit dem Schädel mitbewegt.

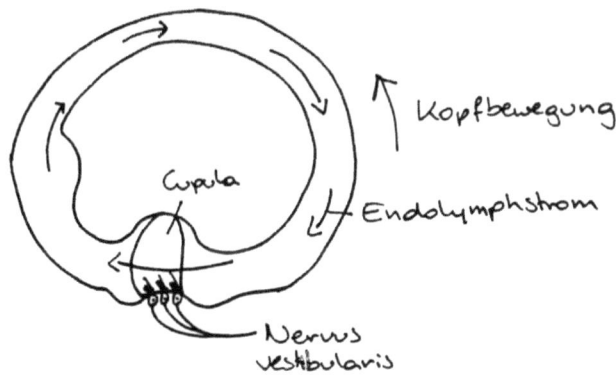

Durch diese Auslenkung werden die Stereozilien und Kinocilien der Haarzellen abgebogen. Da die Zellfortsätze untereinander durch tip links verbunden sind, führt eine Verlagerung der Stereocilien zur Kinocilie zur Spannung selbiger und dadurch zur vermehrten Transmitterausschüttung der Haarzelle und Aktivierung des Nervus vestibularis. Wenn allerdings die Stereocilien und die Kinocilien in die entgegengesetzte Richtung abgebogen werden, führt das zur verminderten Ausschüttung von Transmittern und damit zur Hemmung des Nervus vestibularis.

4.3. Transduktion

Die Haarzellen sind sekundäre Sinneszellen mit mehreren Reihen Stereocilien und einem Kinocilium. Die Spitzen der Zellfortsätze sind mit tip links verbunden, wodurch die Auslenkung in Relation zum Kinocilium erfasst werden kann.

Normalerweise werden ständig Transmitter von den Haarzellen ausgeschüttet, was eine tonische Aktivität der Neuronen bewirkt. Wenn die Stereocilien in Richtung des Kinociliums abgeknickt werden, führt das zur Dehnung der tip links und infolgedessen zur Öffnung dehnungsaktiver K^+ - Kanäle. Das führt zu einem Einstrom von K^+ in die Haarzellen, da die Endolymphe über eine sehr hohe K^+ - Konzentration verfügt. Der Einstrom führt zur Depolarisation, zur Entstehung eines Sensorpotentials und folglich zur Öffnung von spannungsabhängigen Ca^{2+} - Kanälen in der Haarzellmembran. Dadurch kann auch Ca^{2+} vermehrt einströmen und dafür sorgen, dass vermehrt Transmitter ausgeschüttet wird. Vermutlich wird Glutamat als Transmitter verwendet. Gesteigerte Transmitterausschüttung führt zur Aktivierung der afferenten Neurone und dort zur Auslösung von Aktionspotentialen.

Werden hingegen die Stereocilien und das Kinocilium in die andere Richtung bewegt, verringert sich die Durchlässigkeit der Membran für K+, folglich auch für Ca²⁺ und die Transmitterausschüttung lässt nach.

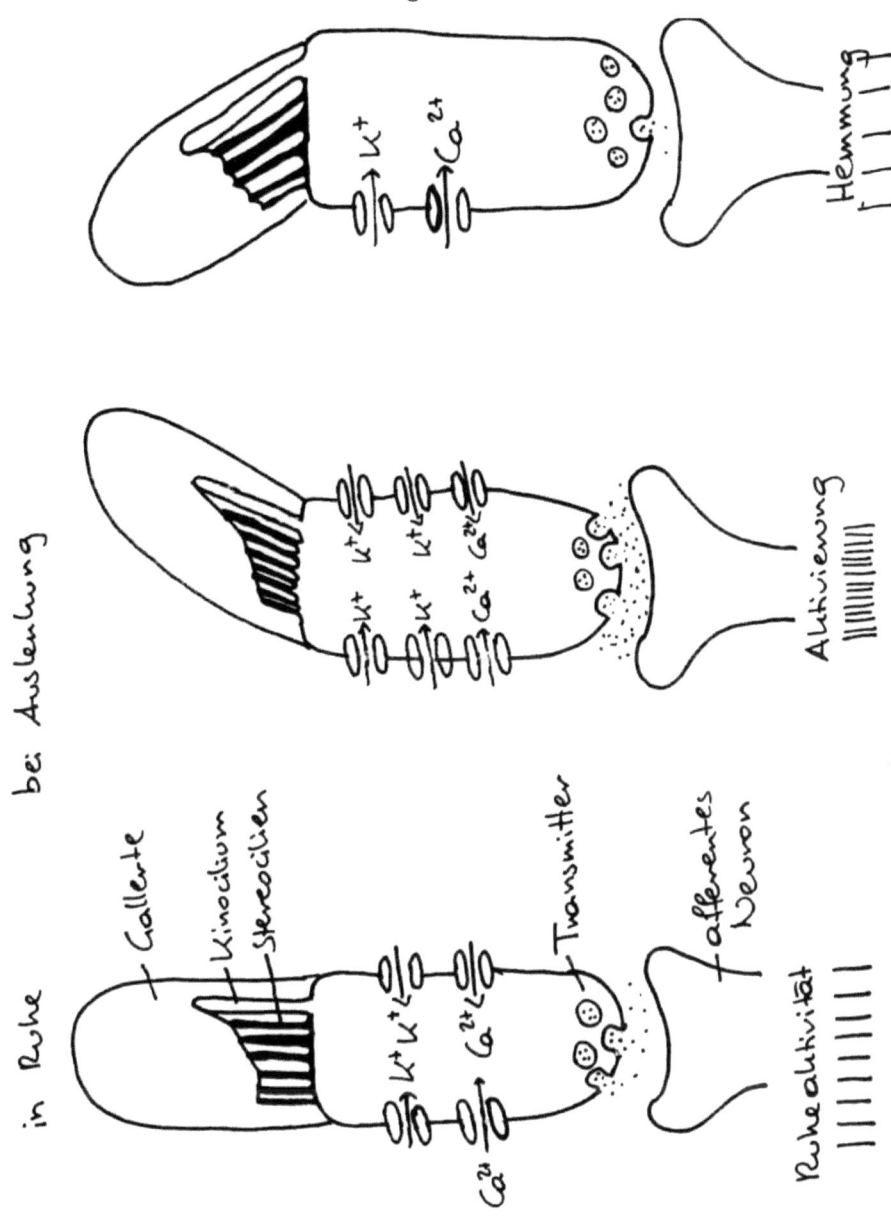

4.4. Gleichgewichtsbahn und Verarbeitung im ZNS

Die Zellkörper des 1. Neurons liegen im Ganglion vestibulare, am Boden des Meatus acusticus internus. Ihre Axone bilden zusammen den Nervus vestibularis, welcher sich mit dem Nervus cochlearis zum Nervus vestibulocochlearis (VIII) zusammenschließt. Dieser verläuft gemeinsam mit dem Nervus facialis vom Innenohr aus durch den Gehörgang im Felsenbein zum Hirnstamm und tritt dort zwischen Medulla oblongata und Pons ein.

Die Umschaltung auf das 2. Neuron erfolgt in den Nuclei vestibulares der Fossa rhomboidea. Die Nuclei vestibularis bestehen aus dem oberen Vestibulariskern, Nucleus Bechterew, dem unteren Vestibulariskern, Nucleus Roller, dem medialen Vestibulariskern, Nucleus Schwalbe und dem lateralen Vestibulariskern, Nucleus Deiters. Die Afferenzen projizieren vor allem in den oberen, unteren und medialen Nucleus, der laterale erhält Informationen aus dem Kleinhirn.

Die Vestibulariskerne erhalten auch Informationen aus dem visuellen System und den Propriozeptoren der Gelenke und Muskulatur des Halses. Dadurch können die Körper – und Kopfhaltung und die Augenbewegungen gesteuert werden. Die Vestibulariskerne beider Seiten sind auch untereinander verbunden, wodurch die Eingänge auf jeder Seite miteinander verrechnet werden können.

Das 3. Neuron befindet sich entweder im Rückenmark, dann zieht das zweite Neuron über den Tractus vestibulospinalis, im Kleinhirn, dann zieht es über den Tractus vestibulocerebellaris, im Hypothalamus, im Thalamus, dann zieht es über den Tractus vestibulothalamicus, oder in den Augenmuskelkernen, dann zieht es über den Fasciculus longitudinalis medialis.

Die Verschaltung mit dem Rückenmark ist für die Steuerung der Muskeln notwendig, die Verschaltung mit dem Kleinhirn für die Stützmotorik, die mit dem Cortex für die Raumorientierung und die mit den Augenmuskelkernen für die reflektorischen Augenbewegungen zur Stabilisierung des Gesichtsfeld bei sowohl aktiven als auch passiven Bewegungen, wobei diese als Nystagmus bezeichnet werden.

Die Innervation erfolgt jedoch nicht nur afferent sondern auch efferent, wobei die Efferenzen die Empfindlichkeit der Erregungsübertragung durch Förderung oder Inhibition der Transmitterfreisetzung reguliert werden kann. Der Sinn dahinter ist mechanische Reize zu dämpfen, die der Körper durch seine eigene Bewegung hervorruft.

Ohne die Arbeit des Vestibularapparats, ergänzt durch die Informationen der Propriozeptoren, wären ein normales Gangbild oder zielgerichtete Bewegungen nicht möglich, da nur mit dessen Hilfe die Haltung des gesamten Körpers berechnet werden kann. Dadurch können Muskelreflexe ausgelöst werden, die das Gleichgewicht erhalten sollen, wie die Steh – und Stellreflexe oder die statokinetischen Reflexe. Unter statokinetischen Reflexen versteht man Muskelreflexe, die durch eine Bewegung ausgelöst werden und dem Körper die Möglichkeit geben während jeglichen Bewegungen das Gleichgewicht zu halten. Beispielsweise sind sie auch dafür verantwortlich, dass eine Katze im freien Fall sich so dreht, dass sie in der richtigen Körperhaltung landet.

4.5. Artunterschiede

Die Gleichgewichtsorgane sind recht unterschiedlich. So haben Fische und Amphibien beispielsweise 3 Makulaorgane, Utriculus und Sacculus wie die Säugetiere, allerdings kommt noch die Lagena hinzu. Diese ist wie der Sacculus für die Erfassung vertikaler Linearbeschleunigung zuständig, allerdings darüber hinaus auch noch für das Hören. Bei Amphibien ist die Lagena ausschließlich für Beschleunigungen zuständig und ersetzt so den Sacculus, der bei ihnen die Wahrnehmung von Substratvibrationen übernimmt.

Vögel besitzen mehrere Gleichgewichtsorgane, welche voneinander unabhängig sind. Der Vestibularapparat im Innenohr dient allein der Koordination im Flug, während das Gehen und Stehen von einem Gleichgewichtsorgan in einer seitlichen Auslappung des Rückenmarks kontrolliert wird.

5. Geschmackssinn

Geschmack ist ein relativ komplexer Sinneseindruck der Nahrungsaufnahme und entsteht durch die Kombination aus Geschmackssinn, Geruchssinn und Tastsinn. 80 % des empfundenen Geschmacks entstehen durch die Aromen der Speise und nur 20 % entstehen auf der Zunge.

Wissenschaftlich anerkannt sind 5 verschiedene Geschmacksempfindungen, die beliebig kombiniert werden können: süß, sauer, salzig, bitter und umami. Des Weiteren werden die Eigenschaften scharf, fettig und feucht wahrgenommen, die Existenz von metallischem oder alkalischem Geschmack ist jedoch umstritten. Scharf ist eigentlich keine Geschmacks – sondern eine Schmerzempfindung. Capsaicin wirkt auf sensorische Schmerzfasern im Mund, die eigentlich für die Hitzedetektion verantwortlich sind. Es öffnet unspezifische Kationenkanäle, sodass Na^+ und Ca^{2+} einströmen können und es zur Depolarisation der Zellmembran kommt. Feuchtigkeit wird erkannt durch Ionenkanäle, die H^+ - Ionen aufnehmen können. Die Geschmacksempfindung fettig wird logischerweise von Fettsäuren hervorgerufen, der Mechanismus ist jedoch noch unerforscht.

Inwiefern die Geschmacksqualitäten bei Wirbeltieren gleichermaßen auftreten ist nur zu erahnen. Bei Verhaltensuntersuchungen kann man ausschließlich Vorlieben, Ablehnung und indifferentes Verhalten feststellen, wodurch der Eindruck entsteht, dass der Geschmackssinn verschiedene Spezies an die ökologischen Erfordernisse angepasst ist. Viele Vögel können süß von bitter nicht unterscheiden und sind indifferent gegenüber Zucker. Salzlösungen lehnen sie ab, nehmen dafür saure und alkalische Lösungen besser auf, während die meisten Säugetiere hypotone Lösungen normalem Wasser vorziehen. Fleischfresser sind im Allgemeinen unempfindlich gegenüber salzigem Futter. Hunde bevorzugen zuckerhaltiges Futter und sind dafür besonders empfindlich, wenn einwertige

Kationen ebenfalls im Futter vorkommen, Katzen scheinen keinen Unterschied zu ungezuckertem Testfutter zu machen. Der Grund dafür liegt daran, dass die Rezeptoren für „süß" funktionsunfähig sind, da sie durch eine Mutation verändert wurden. Die Mutation betrifft jedoch nicht nur die Hauskatze, sondern auch Seebären, Seelöwen, Zwergotter, Tüpfelhyänen, Bänderlingsange und Frettkatzen. Größere Mengen an Saccharose führen bei ihnen jedoch zu Erbrechen und Diarrhoe. Schweine und Kälber mögen Saccharose, Saccharin scheint jedoch von keinem der Haussäugetiere gerne aufgenommen zu werden. Rinder bevorzugen salzige Nahrung. Man darf jedoch nicht außer Acht lassen, dass es individuelle Unterschiede gibt und hastiges Fressen die Geschmacksempfindung einschränkt, genauso wie einseitige Ernährung.

Der Geschmackssinn dient der Kontrolle der Nahrungsqualität bei der Nahrungsaufnahme, wobei beim Menschen eine Präferenz für süß und umami herrscht, da diese Eindrücke auf einen hohen Energie – und Proteingehalt schließen lassen. Eindrücke wie bitter und salzig sind ein Hinweis auf giftige oder verdorbene Lebensmittel, wobei die Eindrücke sehr durch die jeweilige Kultur beeinflusst werden. Die Anregung bestimmter Geschmacksknospen löst Reflexe, wie die Produktion von Speichel und Bauchspeichel, den Schluck – aber auch den Würgereflex aus.

5.1. Geschmacksknospen

Die Sinneszellen für Geschmack befinden sich in den Geschmacksknospen, die wiederum in den Geschmackspapillen sind. Ein erwachsener Mensch hat bis zu 9000 solcher Geschmacksknospen, die in drei verschiedenen Typen von Geschmackspapillen aufgeteilt sind. Es gibt 7 – 15 Wallpapillen, Papillae vallatae, mit je 100 bis 150 Geschmacksknospen, 15 – 30 Blätterpapillen, Papillae foliatae, mit je 50 – 100 Geschmacksknospen und 150 – 400 Pilzpapillen, Papillae fungiformes, mit je 2 – 4 Geschmacksknospen. Papillae fungiformes finden sich über die gesamte Zungenoberfläche verteilt, Papillae foliatae liegen allesamt dicht hintereinander und liegen am hinteren Seitenrand der Zunge, Papillae vallatae sind v – förmig an der Grenze zum Zungengrund angeordnet. Des Weiteren gibt es auch Geschmackspapillen in der Schleimhaut des Palatum molle, der Epiglottis und des Pharynx, bei Kindern sogar auch auf den Lippen und in der Wangen – und Gaumenschleimhaut.

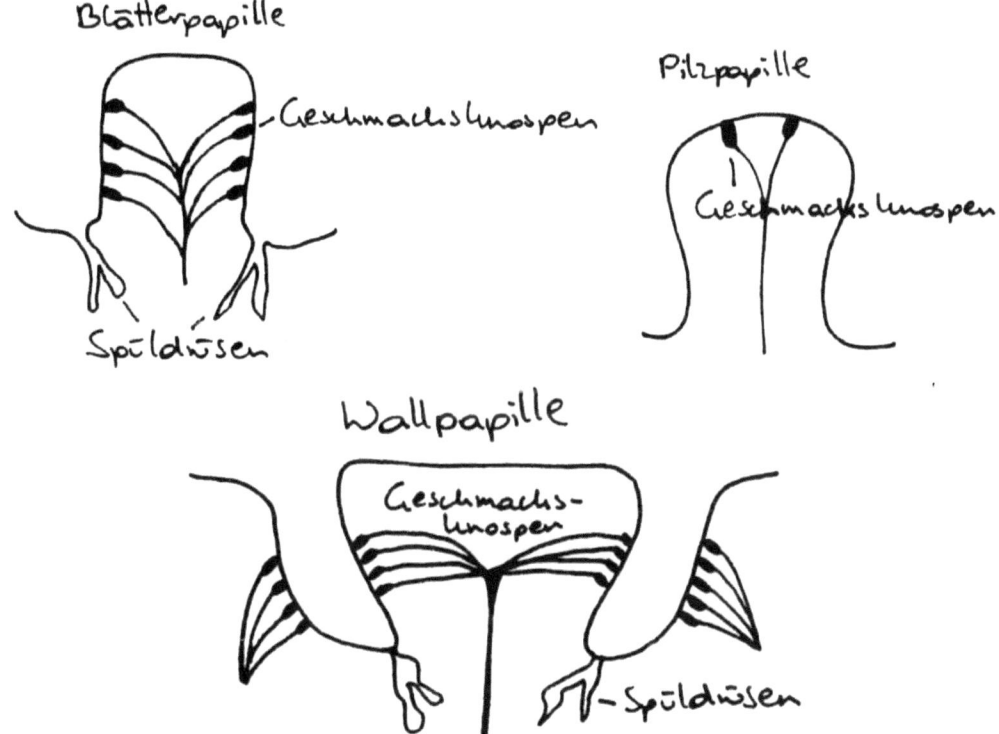

Neben den Geschmackspapillen gibt es auch Fadenpapillen, welche lediglich als Mechanorezeptoren die Eigenschaften von Lebensmitteln wahrnehmen und dem

Schutz des Mund – und Rachenraums dienen. Sie sind über die gesamte Zungenoberfläche verteilt.

Die Sinneszellen der Geschmacksknospen sind schlanke, längliche Zellen, die wie Stücke in einer Orange angeordnet sind und sich oben in den Porus öffnen, einem flüssigkeitsgefüllten Trichter. Ihre basolaterale Seite ist durch gap junctions mit den Nachbarzellen verbunden, apikal ist die Oberfläche durch Mikrovilli vergrößert, in deren Membran sich Geschmacksrezeptoren befinden. Sie können nur wasserlösliche Geschmacksstoffe wahrnehmen und ihre durchschnittliche Lebensdauer beträgt 7 bis 10 Tage. Die Sinneszellen sind sekundäre Sinneszellen, modifizierte Epithelzellen und haben daher kein eigenes Axon. Daher befinden sich die marklosen Fasern von Geschmacksneuronen zwischen ihnen und bilden Synapsen.

Daneben befinden sich auch Basal – und Stützzellen. Basalzellen sorgen dafür, dass die Sinneszellen laufend ersetzt werden können, Stützzellen betten die Sinneszellen ein und sorgen daher für eine stabile Form.

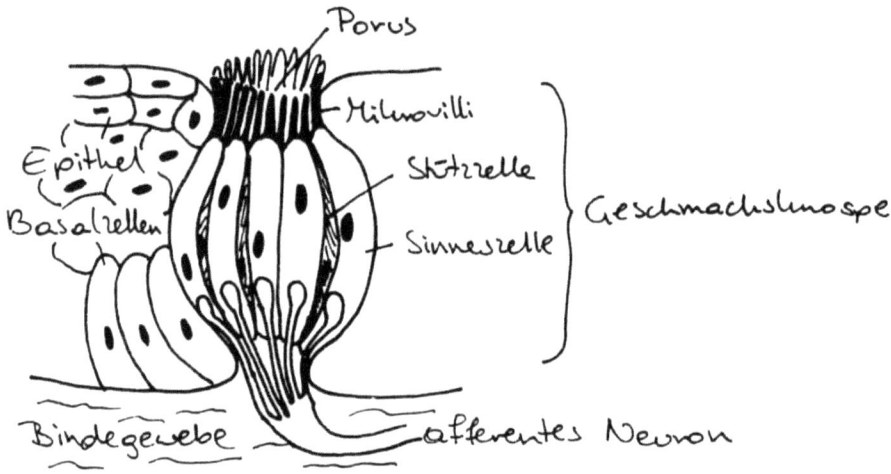

Die Zahl der Geschmacksknospen ist bei den unterschiedlichen Wirbeltierarten sehr variabel. So haben Pferde ca 35 000 Geschmacksknospen und können damit sehr gut abschätzen, ob eine Pflanze für sie bekömmlich ist oder nicht. Rinder haben noch immer mehr als 30 000 Geschmacksknospen, während Schweine nur etwa 9000, Hunde nur 1600, Enten lediglich 100, Hühner und Tauben 20 – 40 haben. Die Anzahl der Geschmacksknospen ist nicht ausschlaggebend für das Spektrum oder die Empfindlichkeit der Geschmackswahrnehmung. Obwohl Vögel nur über sehr wenige Geschmacksknospen verfügen reagieren sie zum Teil trotzdem empfindlicher als Rinder.

5.2. Geschmackszonen

Für die menschliche Zunge wurden sogenannte Geschmackszonen in eine Zungenkarte eingetragen, wodurch man die Präferenzgebiete erkennen kann, jedoch können an jedem der Orte alle Geschmacksqualitäten wahrgenommen werden, solange der Reiz in entsprechender Höhe auftritt. An den Papillae circumvalatae wird bevorzugt bitter, sauer und salzig geschmeckt, an den Papillae foliatae vor allem sauer und an den Papillae fungiformes salzig und süß.

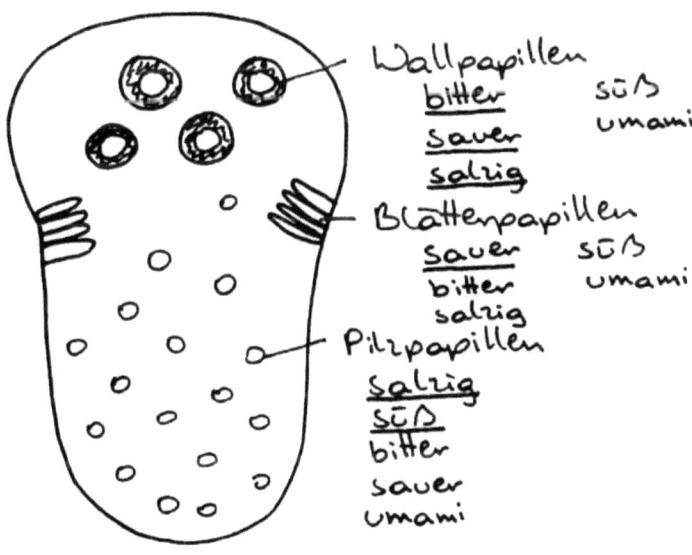

Die Verteilung der Geschmacksknospen ist zwischen den Spezies sehr variabel. Rinder haben die meisten Geschmacksknospen am Zungengrund, Hunde dagegen auf der Zungenspitze, wogegen Fische auch Geschmacksknospen in den Kiemenhöhlen haben oder sie wie beim Wels über die gesamte Körperoberfläche verteilt sind.

Die Geschmacksqualität süß wird durch Glucose, Saccharose, Tyrosin, Phenylalanin und Leucin hervorgerufen, sauer durch H^+ - Ionen, salzig durch Na^+, bitter durch Koffein, Nikotin, Strychnin, K^+ - Ionen und Denatonium, einem Stoff, der für das Vergällen von Alkohol verwendet wird und so unerträglich bitter ist, dass er als Bitterstoff in Substanzen ist, die nicht aufgenommen werden sollen. Da allerdings nicht alle Tiere Denatonium in den üblichen Konzentrationen schmecken können, gilt das nur für den Menschen mit Gewissheit. Umami, der Fleischgeschmack, wird durch Kontakt mit L – Glutamat hervorgerufen.

5.3. Transduktion

Die Interaktion zwischen einem Geschmacksstoff und einem Rezeptor erzeugt ein depolarisierendes Sensorpotential, wodurch Transmitter ausgeschüttet werden und in afferenten Neuronen Aktionspotentiale erzeugt. Wie das Sensorpotential erzeugt wird, hängt jedoch von der Geschmacksempfindung ab.

Die Rezeptoren für salzig und sauer sind Ionenkanäle, wodurch die Geschmacksempfindung ionotrop ist, die Rezeptoren für süß, bitter und umami dagegen sind G – Protein gekoppelt und aktivieren somit intrazelluläre Kaskaden wodurch sich die Konzentration der second Messenger ändert. Hierbei ist die Geschmacksempfindung metabotrop. Oft wird allerdings nicht nur eine dieser fünf Qualitäten wahrgenommen, sondern mehrere gleichzeitig, beispielsweise süßsauer.

5.3.1. sauer

Durch die Anlagerung von H⁺ - Ionen an K⁺ - Kanäle, werden diese geschlossen und der Ruheausstrom blockiert. Gleichzeitig kann H⁺ durch andere Kanäle ins Zellinnere gelangen. Dadurch erhöht sich das Membranpotential, es kommt zur Depolarisation.

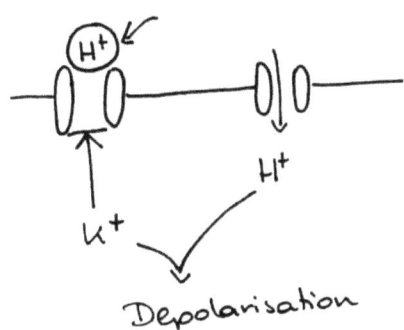

5.3.2. salzig

Salzgeschmack wird durch wasserlösliche Salze hervorgerufen, wodurch sich in der Lösung dann dissoziierte Kationen und Anionen befinden. Wie stark salzig die einzelnen Ionen sind, ist zum Teil speziesabhängig.

Für Menschen gilt: $NH_4^+ > K^+ > Ca^{2+} > Na^+ > Li^+ > Mg^{2+}$,

für Fleischfresser: $NH_4^+ > Ca^{2+} > K^+ > Mg^{2+} > Na^+$

und für Pflanzenfresser: $Na^+ > NH_4^+ > Ca^{2+} > K^+ > Mg^{2+}$.

Die Anionenstärke ist relativ einheitlich unter den Spezies: $SO_4^{2-} > Cl^- > Br^- > I^- > HCO_3^- > NO_3^-$.

Hinzu kommt, dass die Konzentration der Salze den Geschmack verändern kann. Niedrige Konzentrationen von NaCl schmecken beispielsweise süß. Des Weiteren sind einige Salze nicht nur salzig, sondern auch bitter, wie Mg_2SO_4.

Bei Anwesenheit von Kationen können diese über einen spannungsunabhängigen selektiven Ionenkanal, beispielsweise ENaC (epithelial Na channel) für Natrium, in den Intrazellularraum einströmen. Diese Kanäle können von dem Kation Amilorid blockiert werden. Durch den Einstrom wird das depolarisierende Sensorpotential ausgelöst.

Basolateral befinden sich viele Na^+/K^+ - ATPasen, welche die eingeströmten Kationen wieder aus der Zelle hinausschaffen und somit wieder erregbar machen. Kalium kann durch seine Kanäle in der Membran wieder aus der Zelle hinausdiffundieren.

Anionen wirken dagegen nur indirekt auf die Sinneszellen. Sie gelangen durch spezifische Transporter in die Stützzellen, die über gap junctions mit den Sinneszellen gekoppelt sind.

5.3.3. süß

Um süßes zu schmecken, müssen Zucker oder Süßstoffe an dafür vorgesehene Rezeptoren, nämlich die Rezeptorkombination T1R2/T1R3, binden. Diese aktivieren im Fall des Zuckers die Adenylatcyclase, wodurch vermehrt cAMP entsteht. Dieses sorgt einerseits über die Aktivierung einer Kinase für die Schließung von K^+ - Kanälen und somit zur Verminderung des K^+ - Ausstroms, andererseits aber auch für die Öffnung von Ca^{2+} - Kanälen, wodurch Ca^{2+} einströmen kann. Das hat zur Folge, dass die Membran depolarisiert und dass Transmitter freigesetzt werden.

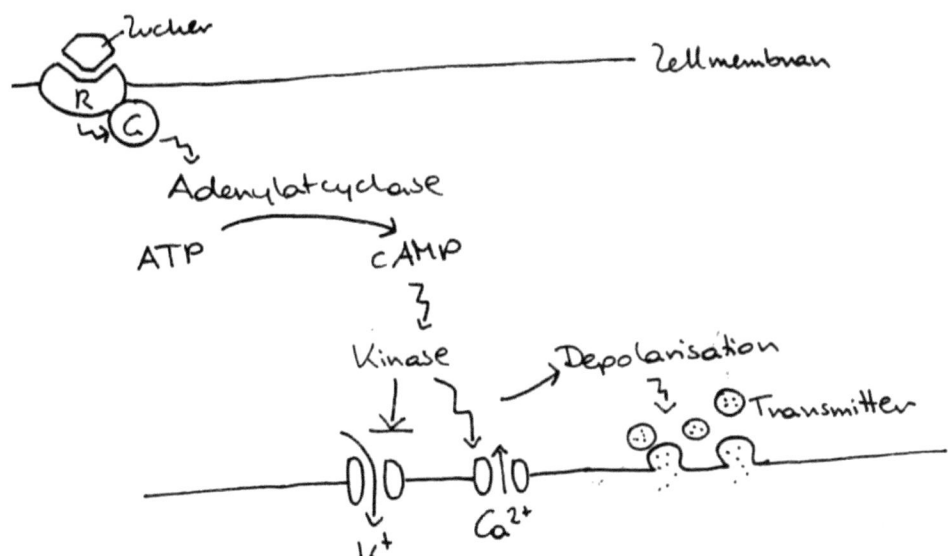

Süßstoff führt durch seine Bindung an G – Protein gekoppelte Rezeptoren zur Aktivierung der Phospholipase C, welche IP$_3$ und DAG aus der Zellmembran freisetzt. IP$_3$ führt zur Öffnung des Endoplasmatischen Retikulums und dadurch zum Ca^{2+} - Ausstrom daraus. Die intrazelluläre Konzentration steigt, wodurch die Membran depolarisiert und Transmitter ausgeschüttet werden.

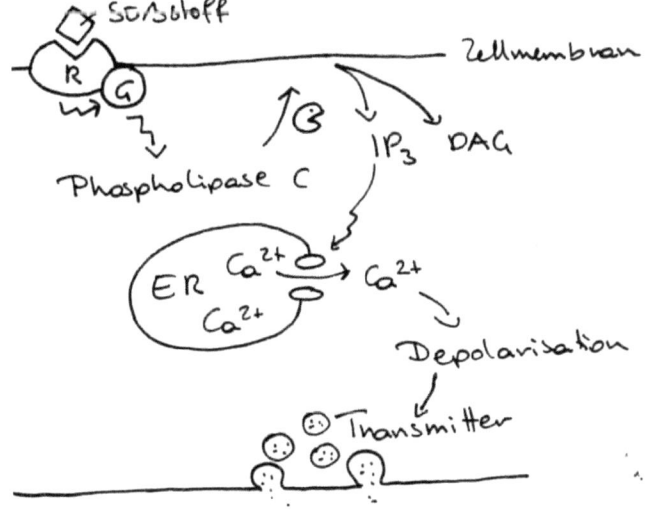

Bisher ist jedoch nicht vollständig erforscht, wie die Rezeptoren auf hohe Zuckerkonzentrationen und sehr niedrige Süßstoffkonzentrationen reagieren können.

5.3.4. bitter

Bitterer Geschmack wird durch Bindung von Bitterstoffen wie Nicotin oder Strychnin an G – Protein gebundene Rezeptoren vermittelt. Dadurch wird die Phospholipase C aktiviert, wodurch IP$_3$ und DAG aus der Zellmembran freigesetzt werden. IP$_3$ öffnet das Endoplasmatische Retikulum für Ca^{2+} - Ionen, wodurch diese ausströmen und die Transmitterfreisetzung aktivieren können. Es gibt ca 30 verschiedene spezifische Rezeptorproteine für diese Kaskade.

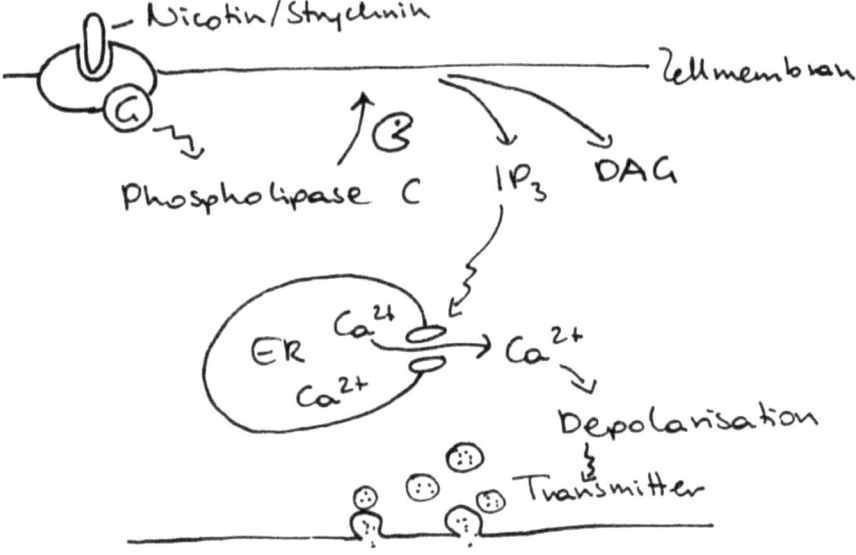

Andere Bitterstoffe wie Koffein oder Theophillin können direkt in die Sinneszelle gelangen, hemmen dort die Phosphodiesterase, welche cAMP zu AMP abbaut. Durch cAMP wird der Ausstrom von K$^+$ - Ionen gehemmt, der von Ca^{2+} jedoch gefördert, das hat zur Folge, dass bei einer Hemmung der Phosphodiesterase genau das passiert, worauf die Membran depolarisiert und die Transmitter freigesetzt werden.

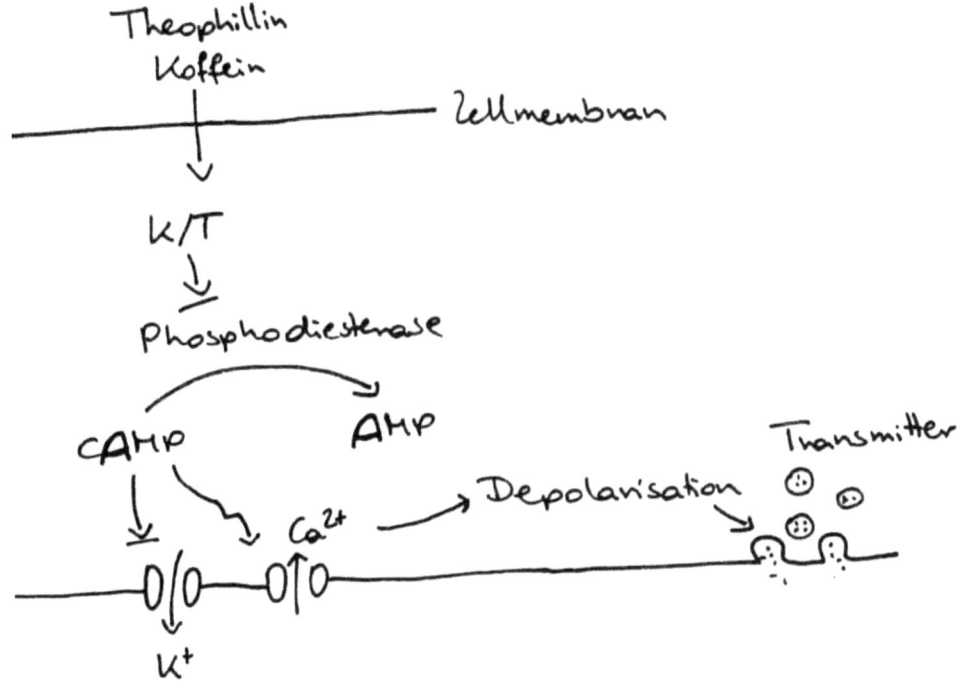

Da bittere Substanzen oft toxisch sind, ist die Reizschwelle verglichen mit anderen Geschmacksempfindungen sehr niedrig. Die Stoffe sind dabei molekular sehr unterschiedlich, sie haben allerdings alle eine polare Gruppe und in einem definierten Abstand dazu eine hydrophobe Gruppe. Gegen viele der bitteren Substanzen haben die meisten Lebewesen eine genetische Aversion.

5.3.5. umami

Umami vermittelt die Information, dass wir Proteine aufnehmen und ist eine angenehme Geschmacksempfindung. Die Sinneszellen haben die Kombination der Rezeptoren T1R1 und T1R3 und reagieren auf L – Glutaminsäure, deren Salze als Glutamat bezeichnet werden. Letzterer Rezeptor ist auch bei der Aufnahme süßer

Reize wichtig. Glutamat ist vor allem in reifen Tomaten, Fleisch, Sojasauce, Shiitake, Käse – vor allem Parmesan – und menschlicher Muttermilch vorhanden.

Durch die Aktivierung der Rezeptorenkombination werden G – Proteine aktiviert, welche wiederum die Phospholipase C aktivieren. Dadurch wird IP$_3$ und DAG aus der Zellmembran freigesetzt, was zur Öffnung des Endoplasmatischen Retikulums und somit zum Ausstrom von Ca^{2+} - Ionen führt. Diese aktivieren die Transmitterausschüttung.

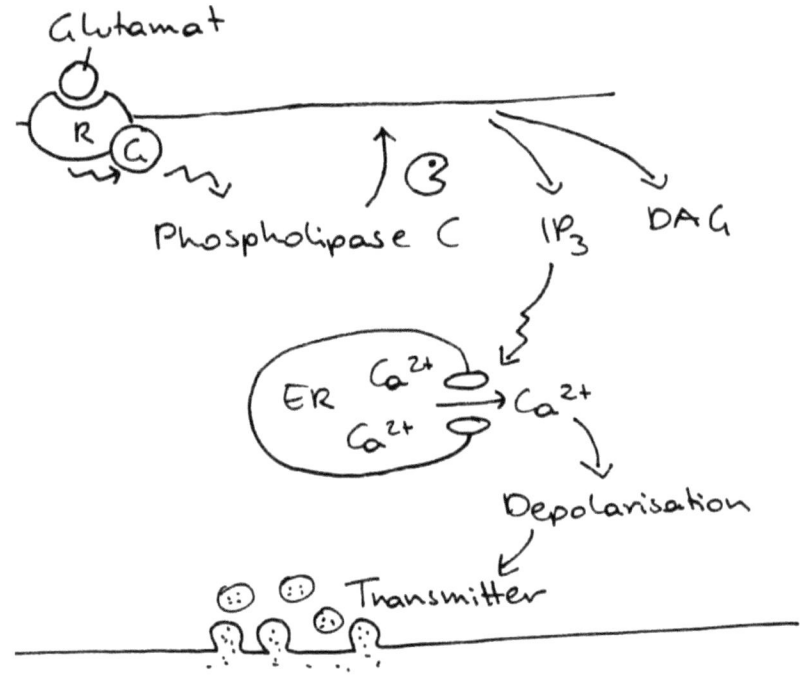

5.4. Codierung des Geschmacks

Jede Geschmackssinneszelle kann auf mehrere Geschmacksqualitäten reagieren, genauso wie auf mechanische oder thermische Reize. Das Geschmacksprofil ergibt sich erst durch die Geschmacksneurone, welche ihre Informationen von mehreren Sinneszellen und auch von mehreren Geschmacksknospen erhalten.

Jede afferente Faser ist verschieden empfindlich für die unterschiedlichen Geschmacksqualitäten. Manche reagieren stärker auf sauer als auf süß, andere sind für bitter am empfindlichsten. Stärke und Geschmackseindruck ergeben sich erst aus der Verrechnung aller afferenten Signale im zentralen Nervensystem.

5.5. Geschmacksbahn und Verarbeitung im ZNS

Die afferenten Nervenfasern laufen im Nervus facialis (VII), Nervus glossopharyngeus (IX) und Nervus vagus (X) zu den Ganglien der jeweiligen Gehirnnerven. Für den Nervus facialis ist dies das Ganglion geniculi, welches sich am äußeren Facialisknie im Meatus acusticus internus befindet, für den Nervus glossopharyngeus und den Nervus vagus das Ganglion inferius, caudal des Foramen jugulare. Von dort ziehen die Axone zum Nucleus tractus solitarii in der Medulla oblongata.

Ein Teil der Informationen werden im zweiten Neuron zusammen mit den Informationen über Temperatur oder Schmerzreize zum Nucleus parabrachialis der Formatio reticularis und schalten dort um auf das 3. Neuron. Dieses zieht zum Nucleus ventralis posterior des Thalamus. Das vierte Neuron zieht zum gustatorischen Cortex.

Ein anderer Teil der Axone zieht zu Kernen im Hirnstamm und löst dort Verdauungsreflexe, wie die Insulinfreisetzung, das Schlucken, Würgen, Husten, Speichelfluss oder Magensaftsekretion aus, aber auch motorische Vorgänge wie Zungenbewegungen, Mimik oder das Kauen. Über Verbindungen zum Hypothalamus und dem limbischen System, genauer dem Corpus amygdaloideum, dem Mandelkern, wird die Nahrung bewertet und die emotionale Komponente des Schmeckens vermittelt.

5.6. Störung des Geschmackssinn

Die Geschmacksempfindung kann unterschiedlich stark beeinflusst sein, wenn man von Geschmacksstörungen spricht, so ist der Überbegriff die Dysgeusie. Quantitative Dysgeusien unterteilen sich in Hypogeusie, Ageusie und Hypergeusie. Von Hypogeusie spricht man, wenn die Wahrnehmung prinzipiell vermindert ist. Die Steigerungen der Hypogeusie sind die partielle und die totale Ageusie, bei denen im ersten Fall eine oder mehrere Geschmacksqualitäten fehlen, wohingegen im zweiten Fall keinerlei Empfindung mehr vorhanden ist. Genau das Gegenteil ist die Hypergeussie, bei der die Geschmackswahrnehmung gesteigert ist.

Die qualitative Dysgeusien sind hingegen eine Veränderung des Geschmackssinns und können unterteilt werden in die Parageusie und die Phantogeusie. Die Parageusie beschreibt eine veränderte Wahrnehmung von Reizen, die Phantogeusie dagegen eine Wahrnehmung bei abwesendem Reiz.

Die Ursachen für Dysgeusien können im Zentralnervensystem liegen, wie beispielsweise Hirntumore, Depressionen oder Infektionen, sie können jedoch auch durch eine Schädigung der Geschmacksknospen hervorgerufen werden. Dafür verantwortlich wären bestimmte Medikamente, Chemotherapien, Bestrahlungen oder schwere Vitaminmangel.

6. Geruchssinn

Geruch ist eine Fernwahrnehmung, obwohl auch hier die Chemorezeptoren direkten Kontakt mit den Duftstoffen haben müssen. Gerüche werden durch die Luft übertragen und können daher Informationen sogar einige Kilometer weit tragen. Für Tiere sind Gerüche eine wichtige Kommunikationsmöglichkeit und dienen beispielsweise dazu sich zu orientieren, Reviere zu markieren, die Familienzugehörigkeit zu zeigen, aber auch um die Paarungsbereitschaft anzuzeigen. Vom Menschen wird die geruchsabhängige Steuerung des Verhaltens meist unterdrückt, wobei Gerüche mit Erinnerungen verknüpft werden und Entscheidungen trotzdem direkt, also ohne die Beteiligung des Bewusstseins, von Gerüchen beeinflusst werden können.

6.1. Jakobson'sches Organ

Für die Wahrnehmung von Pheromonen besitzen die meisten Tiere das Jakobson'sche – oder Vomeronasalorgan, welches sich mediorostral im Nasenseptum befindet. Es ist tierartabhängig entweder in das Cavum nasi oder das Cavum oris geöffnet.

Durch beispielsweise Flehmen bei Pferden oder Katzen wird Luft in das Vomeronasalorgan befördert. Pheromone können dort an Rezeptoren binden, die weitgehend den Riechsinneszellen entsprechen, nur statt Cilien mit Mikrovilli ausgestattet sind. Ihre Axone ziehen zu speziellen Arealen im Riechhirn, dem accessorischen Bulbus olfactorius und von dort weiter zur Amygdala und dem Hypothalamus.

Beim Menschen ist es meist nicht ausgebildet und wenn, konnte bislang keine Verbindung zum Gehirn gefunden werden.

6.2. Regio olfactoria

Die Regio olfactoria oder das Riechepithel ist ein kleiner, beim Menschen ungefähr 10 cm² großer Bereich in der obersten Conche und liegt somit nicht unmittelbar im Luftstrom, wodurch nur ca 2 % der in der Luft enthaltenen Duftstoffe die Riechsinneszellen erreicht. Ein größerer Anteil erreicht das Riechepithel nur beim Schnüffeln. Die Fläche der Regio olfactoria ist tierartlich unterschiedlich groß und korreliert mit der Empfindlichkeit gegenüber Duftstoffen. Bei Hunden ist sie je nach deren Größe rund 75 – 150 cm² groß. Vögel riechen in etwa gleich gut wie Menschen.

Die Voraussetzung, dass ein Stoff gerochen werden kann ist, dass er sich in Schleim löst, danach von der Schleimhaut resorbiert wird und zu den Cilien diffundiert. Das Molekulargewicht beträgt zwischen 50 und 300 Da, die Art des Geruchs wird jedoch weder von der Molekülgröße noch seiner Struktur bestimmt.

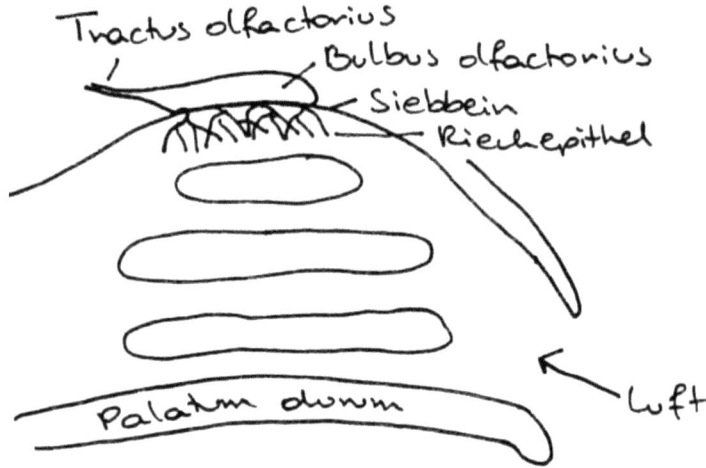

Das Riechepithel besteht aus den eigentlichen Riechzellen, den Stützzellen und den Basalzellen. Daneben gibt es auch Bowman – Drüsen, welche an der Schleimbildung beteiligt sind. Menschen besitzen zwischen 5 und 30 Millionen Riechzellen, Hunde haben sogar 200 Millionen. Sie gehören zu den primären, bipolaren Sinneszellen, ihre durchschnittliche Lebensdauer beträgt 3 – 6 Wochen, wodurch sie von ausdifferenzierten Basalzellen ersetzt werden müssen. Dieser Mechanismus macht die Basalzellen zu den einzigen Neuronen im adulten Lebewesen, welche mitotisch aktiv sind.

Am apikalen Pol der Riechzelle befinden sich viele Cilien, welche als Sinneshaare fungieren, basal zieht das Axon weg. Durch die unzähligen Cilien wird die rezeptive Oberfläche der Riechzellen stark vergrößert.

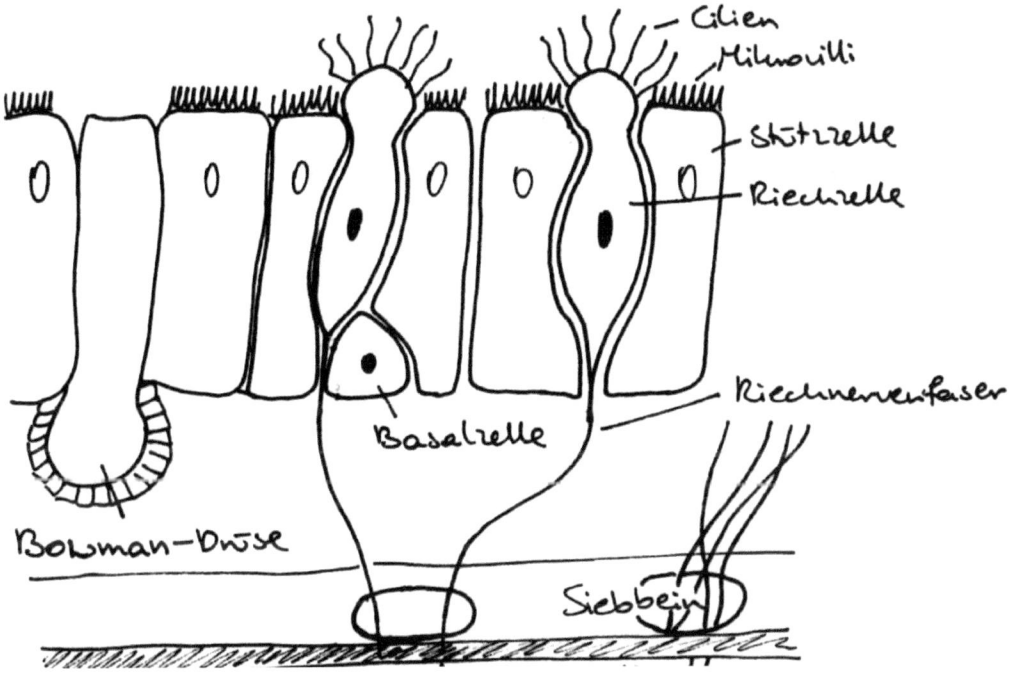

6.3. Transduktion

Duftstoffe docken an die passenden der ca 350 verschiedenen Rezeptoren der Cilien der Riechzellen an und aktivieren somit G – Proteine. Diese aktivieren wiederum die Adenylatcyclase wodurch die Konzentration des Second messengers cAMP steigt. In weiterer Folge öffnet cAMP unspezifische Ionenkanäle, sodass Na$^+$ und

Ca²⁺ einströmen können. Der Einstrom löst ein depolarisierendes Sensorpotential aus, welches noch verstärkt wird, indem Ca²⁺ Kanäle öffnet, durch die Cl⁻ ausströmen kann. Diese Kaskade wird überwiegend vom Geruch von Früchten und Blumen vermittelt.

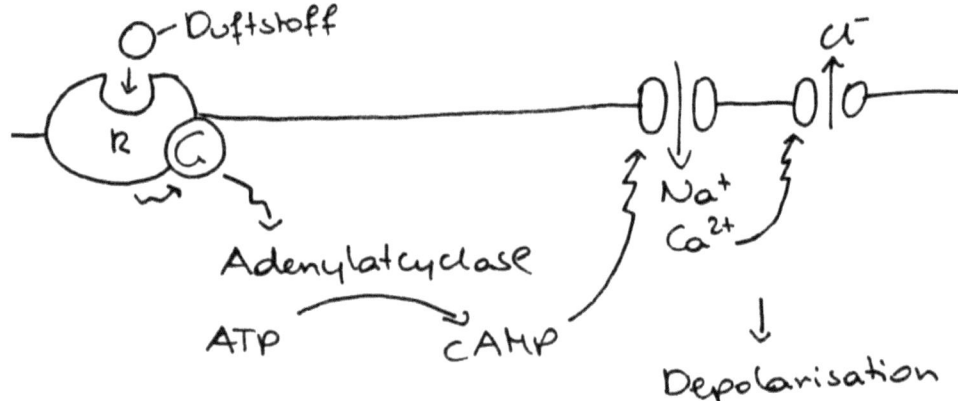

Eine andere Kaskade hat IP$_3$ als Second messenger, die vor allem von fauligem Geruch, der über Aldehyde und Amine vermittelt wird, ausgelöst wird. Man geht weiters davon aus, dass jeder Rezeptor mehrere Moleküle binden kann und die Reizwirkung umso stärker ist je besser der Ligand zum Rezeptor passt. Das würde die unterschiedliche Empfindlichkeit der Rezeptoren gegenüber verschiedenen Duftstoffen erklären und auch, warum jeder von ihnen auf eine ganze Reihe Düfte reagieren kann.

Die Duftklassen umfassen blumig, ätherisch, moschusartig, kampherartig, faulig, schweißig und stechend. Blumiger Geruch riecht nach Rosen, ätherischer nach Birnen, moschusartiger nach Moschus, kampherartiger nach Eukalyptus, fauliger nach dem in faulen Eiern enthaltenen Schwefelwasserstoff, schweißig nach Buttersäure und stechend nach Essig.

Durch die große Anzahl verschiedener Rezeptoren ist eine Unterscheidung von ca 5000 chemischen Mischungen möglich. Die meisten Substanzen haben jedoch nicht nur einen sondern mehrere hundert verschiedene Duftstoffe, wodurch wir meist Mischgerüche wahrnehmen. Das Geruchsystem ist durch die unzähligen Kombinationsmöglichkeiten für eine unendlich große Anzahl von Duftstoffen konzipiert. Wenn allerdings ein Geruch längere Zeit andauert, kommt es zur Adaptation, wodurch nur noch 20 – 40 % der Anfangsintensität wahrgenommen werden.

Eine Zunahme der Konzentration eines Duftstoffes führt nicht nur zur Intensivierung der Geruchsempfindung, sondern unter Umständen auch zur Änderung der Qualität und Bewertung.

6.4. Riechbahn und Verarbeitung im ZNS

Die Riechzellen bilden die ersten Neurone. Ihre Axone ziehen als Fila olfactoria durch die Lamina cribrosa des Os ethmoidale und vereinigen sich danach zum Nervus olfactorius, welcher in den Bulbus olfactorius des Gehirns zieht.

Dort konvergieren in den Glomeruli jeweils bis zu 1000 Axone von Riechzellen mit ähnlichem Profil auf speziesabhängig eine oder mehrere Mitralzellen, aber auch auf periglomcruläre Zellen. Die Glomeruli befinden sich in der äußeren plexiformen Schicht und werden von Mitralzellen und Interneuronen, sogenannten periglomerulären Zellen, gebildet.

Die Mitralzellen bilden das zweite Neuron und ziehen über den Tractus olfactorius zum kontralateralen Bulbus olfactorius oder zum ipsilateralen Riechhirn. Von dort gelangt die Information in den Neocortex, zum limbischen System und zu den vegetativen Kernen der Formatio reticularis und des Hypothalamus.

Die Aufgabe der periglomerulären Zellen und der Körnerzellen ist die Bildung von negativen Rückkopplungsschleifen mit den Mitralzellen. Des Weiteren sind sie auch Interneurone für descendierende Hemmung vom kontralateralen Bulbus und dem Riechhirn.

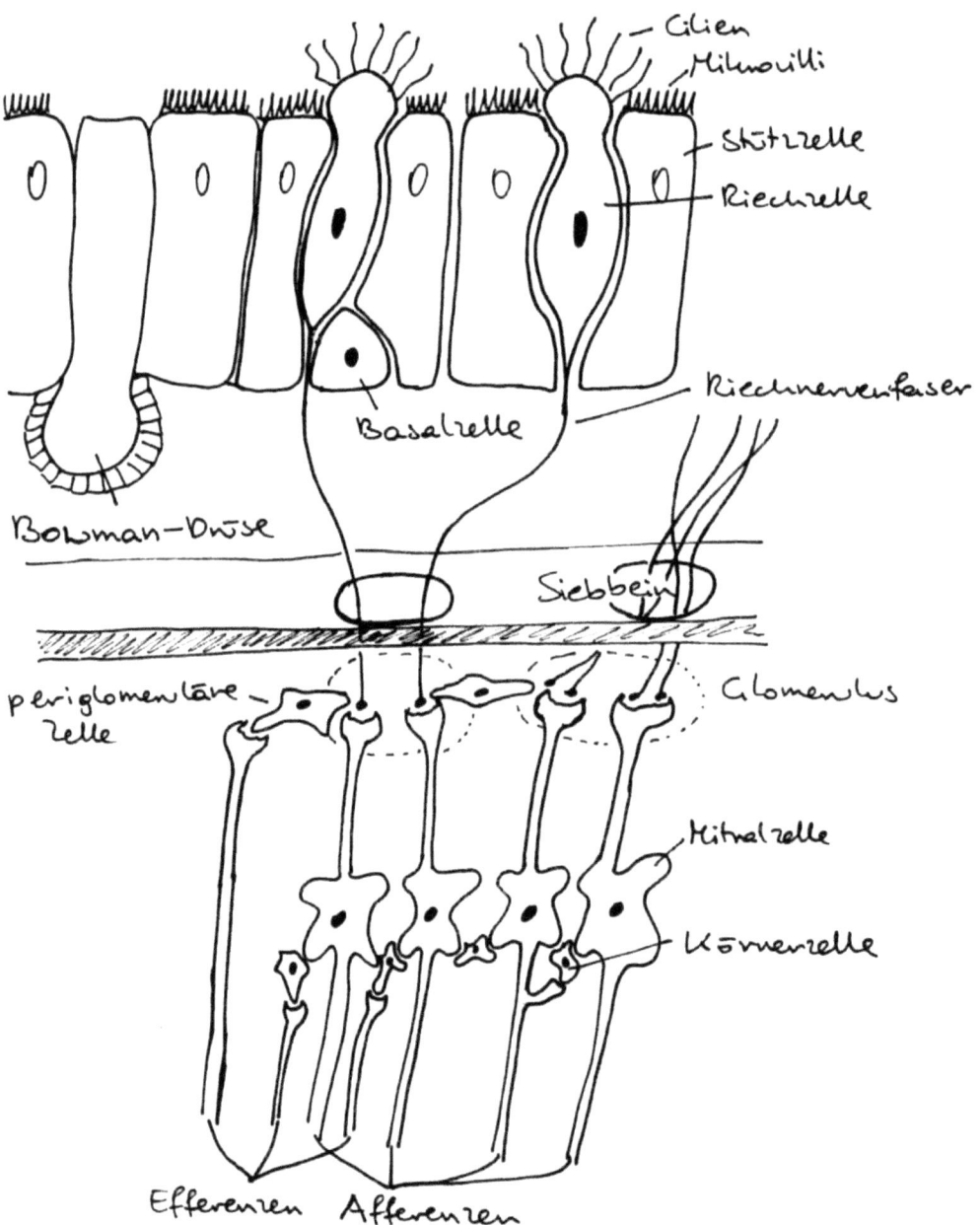

6.5. Geruchsstörungen

Neben der Normosmie, bei der das Riechvermögen unbeeinträchtigt ist, gibt es auch Störungen desselbigen, die je nach Ausmaß als Hyposmie oder Anosmie bezeichnet werden. Bei der Hyposmie besteht eine Reduktion des Riechvermögens, von einer Anosmie spricht man bei hochgradiger Minderung oder völligem Fehlen der Geruchswahrnehmung.

Anosmie kann total, beim Fehlen sämtlicher Eindrücke, oder selektiv, beim Fehlen bestimmter Eindrücke, sein. Die Ursachen können vielfältig sein und reichen von Infektionen über Tumore, Traumata und Medikamente bis zu dem angeborenen olfaktogenitalem Syndrom.

Die Konsequenzen erstrecken sich nicht nur auf die verminderte Geruchswahrnehmung, sondern sind auch ein zumindest partieller Geschmacksverlust mit gegebenenfalls auch Gewichtsabnahme.

7. Hautsinne

Die Haut ist das größte Sinnesorgan des Körpers und verfügt über Mechano -, Thermo – und Nozirezeptoren. Sie bildet eine Hülle um den Körper, um ihn vor Umwelteinflüssen und Noxen zu schützen und die Homöostase im Inneren aufrecht zu erhalten. Des Weiteren dient sie der Kommunikation zwischen den Indiviuen, indem ihre Farbe und ihr Geruch der Identifikation dienen und Berührungen wahrgenommen werden können. Der Tastsinn dient der Erfassung der Oberflächenstruktur, der Größe, der Härte und der Temperatur eines Gegenstandes sowie dessen Bewegungen. Dabei sind nicht alle Areale der Haut gleich empfindlich. Beim Mensch sind vor allem Zunge und Fingerspitzen sehr empfindlich.

Die Wahrnehmung von Reizen über die Haut bezeichnet man als Oberflächensensibilität.

7.1. Anatomischer Bau der Haut

Die Haut besteht aus mehreren Schichten, der Cutis mit der Epidermis und der Dermis und der Subcutis. In der Epidermis oder Oberhaut kann weiter unterschieden werden in das Stratum superficiale mit dem Stratum corneum und dem Stratum lucidum, und das Stratum profundum mit seinem Stratum granulosum, dem Stratum spinosum und dem Stratum basale. Die Dermis oder Lederhaut hat ein Stratum papillare und ein Stratum retikulare.

Die Epidermis besteht aus mehrschichtigem Plattenepithel, welches je nach Areal des Körpers unterschiedlich stark verhornt ist. Da die Haut starken mechanischen Belastungen standhalten muss, werden im Stratum basale durch mitotische Teilung ständig neue Zellen produziert, welche anschließend im Stratum spinosum keratinisieren. Im Stratum granulosum beginnt dann die Verhornung, die vor allem am Übergang zum Stratum lucidum stattfindet. Im Stratum lucidum findet man vor allem Eleidin in den Zellen, das ein Zwischenprodukt des Keratins darstellt. Das Stratum corneum besteht aus abgestorbenen, verhornten Zellen und bildet eine wirksame Barriere nach außen.

Die Lederhaut, Dermis oder Corium, hat als Verbindungsschicht zur Epidermis das Stratum papillare, lockeres Bindegewebe, in welchem Harre, Talg – und Schweißdrüsen eingelagert sind. Das darunter liegende Stratum reticulare ist eine Schicht straffes Bindegewebe mit scherengitterartiger Anordnung der Faserbündel.

Die Unterhaut oder Subcutis besteht aus lockerem Bindegewebe, welches je nach Ernährungszustand mehr oder weniger reich an Fetteinlagerungen ist.

7.2. Rezeptoren

In der Lederhaut liegen Schmerzrezeptoren oder Nozizeptoren. Ihre Dichte variiert je nach Körperregion und kann bis zu 200 pro cm² erreichen. Als Thermorezeptoren fungieren freie Nervenendigungen, wobei es mit rund 250 000 Kälterezeptoren etwa 10 Mal so viele gibt wie Wärmerezeptoren, die zusätzlich dazu auch noch langsamer arbeiten. Thermorezeptoren findet man mit hoher Dichte an Kinn, Nase, Ohrmuschel und Ohrläppchen mit 9 – 12 Stück pro cm², an den Lippen sogar mit über 15 Stück pro cm².

Mechanorezeptoren versorgen den Körper mit Informationen über Berührungen, also Druck und Vibrationen. Sie sind primäre Sinneszellen deren Axone die aufgenommenen Informationen ins zentrale Nervensystem leiten. Nach ihrem Sensortyp, also funktionell, unterscheiden man bei ihnen langsam adaptierende, SA – I und SA II (slowly adapting 1/2), schnell adaptierende, RA (rapidly adapting) und Vater Pacini Sensoren, PC (Pacinian Corpuscle).

Die Typen SA – I und SA – II sind beide langsam adaptierende Mechanorezeptoren, der Unterschied liegt in der Art der Reize. SA – I – Rezeptoren oder Merkel Tastscheiben reagieren auf lang andauernde, vor allem senkrechte Reize, wie Druck oder Zug und codieren die Stärke und Eindrucktiefe. SA – II – Rezeptoren, Ruffini – Körperchen, sprechen dagegen vor allem auf Dehnung der Haut an. RA – Rezeptoren adaptieren mittelschnell, reagieren auf Eindrücken der Haut, wobei sie wegen ihrer schnellen Adaptation vor allem Geschwindigkeiten messen. Sie erzeugen also nur dann Aktionspotentiale, wenn sich die Reizstärke verändert. Histologisch sind bei diesem Sensortyp die Meissner Körperchen und die Haarfollikel – Sensoren zu unterscheiden. PC – Rezeptoren oder Vater – Pacini – Körperchen adaptieren sehr schnell und zeigen nur noch Veränderungen der Geschwindigkeit an, sie sind somit Vibrationssensoren.

Sensoren antworten differential, wenn sie auf die Geschwindigkeit der Reizänderung reagieren, und proportional, wenn sie die Reizstärke codieren – unabhängig von der Geschwindigkeit, mit der sie sich ändert. Die meisten Sensoren senden beide Informationen und sind somit proportional – differential.

Da die unterschiedlichen korpuskulären Endigungen sich nicht nur funktionell unterscheiden, können sie auch anhand morphologischer Eigenschaften auseinandergehalten werden.

7.2.1. Meissner Tastkörperchen

Meissner Tastkörperchen kommen nur in der unbehaarten Haut und dort im Stratum papillare vor. Sie sind ungefähr zwischen 100 und 150 μm lang und zwischen 40 und 70 μm breit, sind von lamellär geschichtetem Bindegewebe unvollständig umhüllt. Jedes von ihnen wird von 1 – 7 dendritischen Axonen versorgt, die kolbenartig erweitert und stark verzweigt sind. Innen werden die Tastkörperchen von lamellär geschichteten modifizierten Schwann – Zellen ausgefüllt.

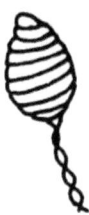

Ihre Aufgabe ist die Wahrnehmung von Berührungsreizen. Sie sind somit Druckrezeptoren und da sie RA – Mechanorezeptoren sind, werden nur während Druckveränderungen Aktionspotentiale generiert. Wenn der Reiz länger als 50 – 500 ms gleich bleibt, findet eine Adaptation statt und die Meissner – Tastkörperchen melden nichts mehr. Das macht sie zusätzlich dazu auch zu Geschwindigkeitssensoren.

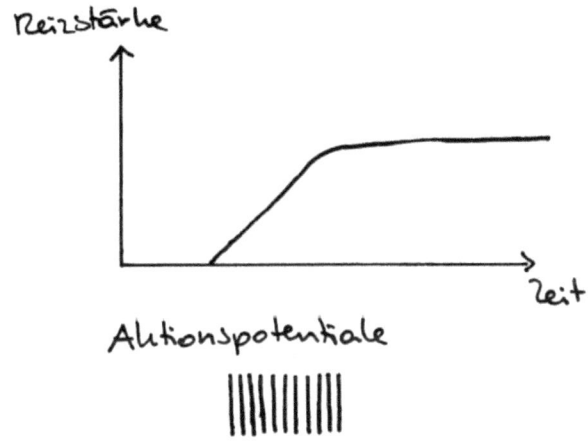

7.2.2. Haarfollikel – Sensoren

Da Meissner – Körperchen nur an der unbehaarten Haut vorkommen, benötigt der Körper andere Rezeptoren für die behaarte Haut. Dafür hat er Haarfollikel – Sensoren entwickelt, deren Afferenzen an Haarfollikel enden. Sie registrieren vor allem Bewegungen der Haare, besser gesagt die Geschwindigkeit ihrer Bewegungen.

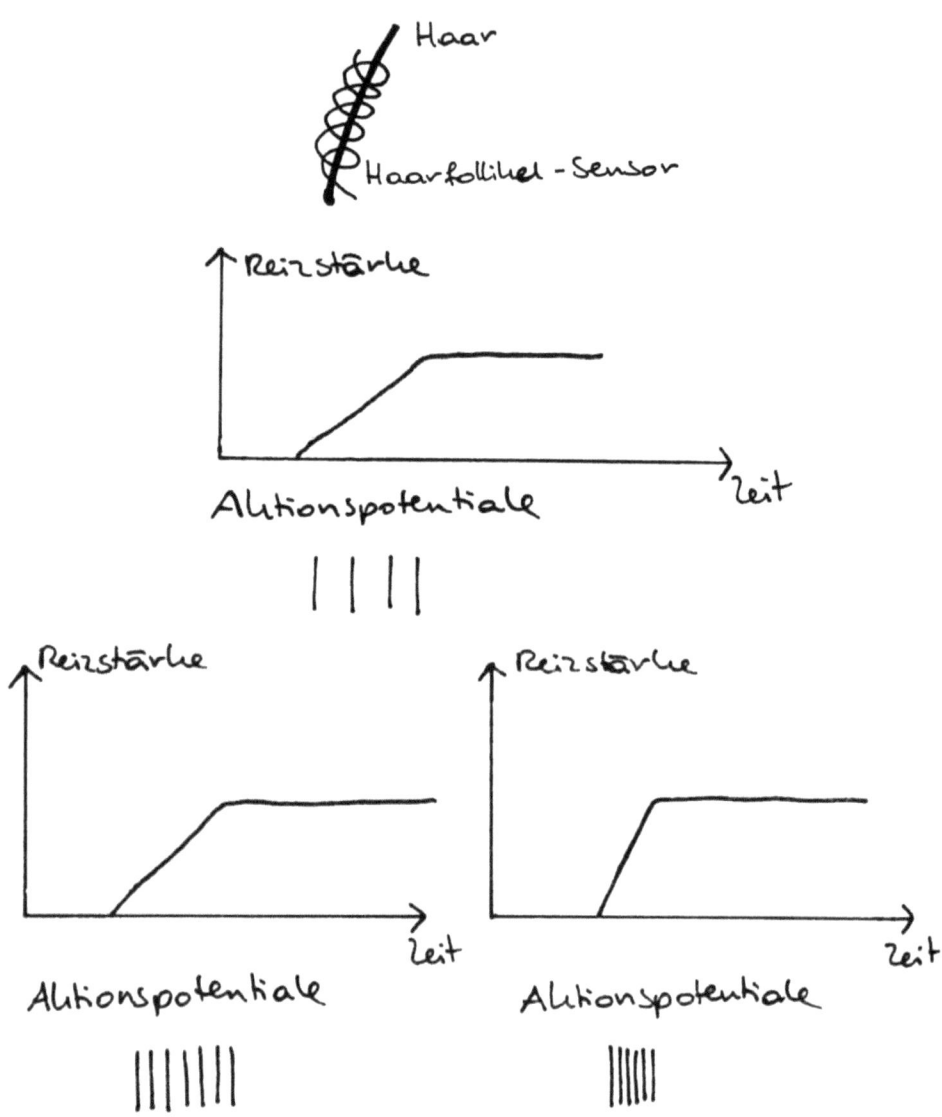

7.2.3. Merkel – Tastscheiben

Merkel – Tastscheiben kommen sowohl in der behaarten wie auch der unbehaarten Haut und in Schleimhäuten vor und liegen vor allem im Stratum basale, aber auch im Stratum spinosum. Sie sind spezifische Epidermiszellen, die mit freien

Nervenendigungen über eine synapsenähnliche Verbindung in Kontakt treten. Diese liegen kappenartig auf den Merkel – Tastscheiben.

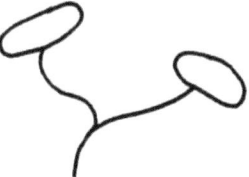

Merkel – Tastscheiben sind SA – I – Sensoren und nehmen Druck und Druckänderungen wahr. Dabei ist die Frequenz der Aktionspotentiale proportional zur Reizintensität, der Druckstärke.

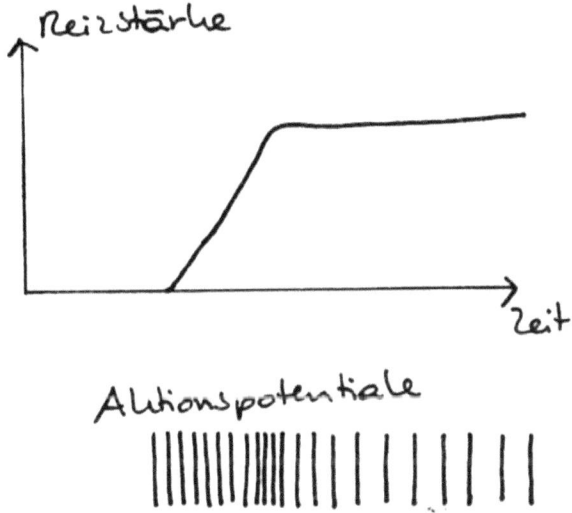

7.2.4. Ruffini – Körperchen

Ruffini – Körperchen sind etwa 0,25 – 1,5 mm lange einfache Endkörperchen, die von einer bindegewebigen Hülle umgeben im Stratum retikulare der Haut, aber auch in der Dura mater, in der Iris, im Ciliarkörper, entlang von Gefäßen und in den Gelenkkapseln sitzen. Die freien Nervenendigungen verlieren ihre Myelinscheide beim Durchtritt in die Kapsel und verzweigen sich dann baumartig, wodurch sie ein kolbenförmiges Endgeflecht bilden können.

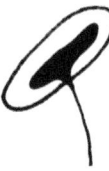

Ruffini - Körperchen sind SA - II - Sensoren, die auf Dehnung der Haut proportional reagieren. Möglicherweise dienen sie auch als Kälte - und Schmerzrezeptoren.

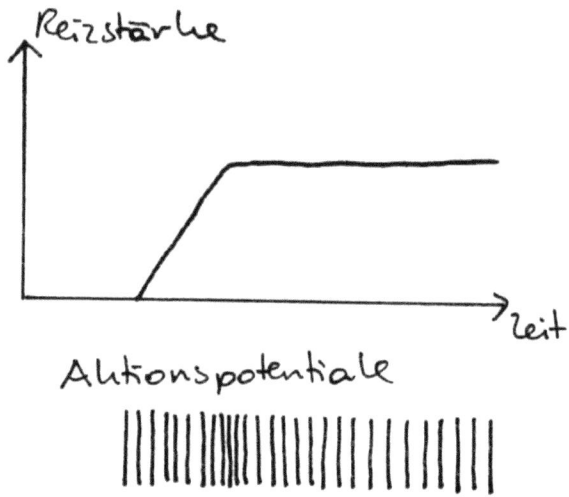

7.2.5. Vater – Pacini – Körperchen

Vater - Pacini - Körperchen sind geschichtete Endkörperchen aus 10 - 60 zwiebelschalenartigen Lamellen, die eine Neurothelzellkapsel bilden. Die Lamellen werden von Fibrocyten gebildet, im Inneren liegt ein häufig verzweigter Achsenzylinder mit einem Endkolben. Die Vater - Pacini - Körperchen sind bis zu 4 mm groß und befinden sich im Stratum retikulare der Dermis, in der Subkutis und in dem Pankreas der Katze.

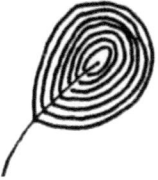

Da sie als PC – Sensoren sehr schnell adaptieren können sie Vibrationen wahrnehmen. Der Grund für ihre Adaptationsgeschwindigkeit liegt in der Kapsel. Die harte, zwiebelförmige Struktur sorgt dafür, dass nur schnelle Druckänderungen die Sensormembran erreichen, nicht jedoch gleichmäßiger Druck.

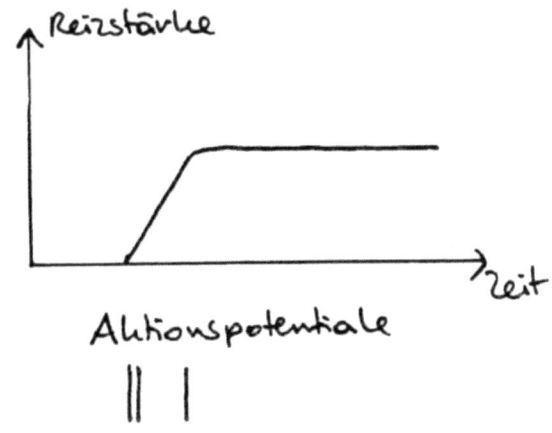

7.3. Transduktion

Die Zellmembran der Sinneszellen besitzt Kationenkanäle, welche mit dem Cytoskelett verbunden sind und auf Dehnung oder Kompression hin öffnen. Somit kommt es zum Einstrom von vor allem Natrium und zur Depolarisation.

7.4. Weber'sches Gesetz

Das Weber'sche Gesetz beschreibt den Umstand, dass die Fähigkeit zwei Reize voneinander zu unterscheiden, proportional zur Reizintensität abfällt. Je größer die Reizintensität ist, desto mehr müssen sich zwei Reize voneinander unterscheiden, um getrennt voneinander wahrgenommen zu werden.

7.5. Leitung ins ZNS

Die Informationen der Sensoren für Oberflächensensibilität gelangen ins Rückenmark und laufen dort ins Gehirn. Dabei unterscheidet man die epikritische Sensibilität der Mechanorezeptoren, welche innerhalb der Fasciculi der Hinterstrangbahn geleitet wird, und die protopathische Sensibilität der Thermorezeptoren und Nozizeptoren, welche direkt nach ihrem Eintritt ins Dorsalhorn auf die kontralaterale Seite kreuzt und in den Tractus spinothalamicus anterior et lateralis der Vorderseitenstrangbahn aufsteigt.

Die Hinterstrangbahn liegt zwischen Sulcus lateralis posterior und Sulcus medianus posterior und enthält als afferente Leitungsbahn den Tractus spinobulbaris mit seinem Fasciculus cuneatus und Fasciculus gracilis.

Die Vorderseitenstrangbahn umfasst den Tractus spinothalamicus anterior, den Tractus spinothalamicus lateralis, den Tractus spinoreticularis und den Tractus spinotectalis.

Die Körperoberfläche wird am Cortex Punkt für Punkt wie eine Landkarte abgebildet. Wichtige Bereiche wie Fingerspitzen oder Mund sind entsprechend ihrer höheren Rezeptordichte vergrößert dargestellt. Der Cortex bekommt von den Sensoren nur die Information, dass sich der Reiz in ihrem rezeptiven Feld stattfindet. Daher ist die Information, wo der Reiz ist, umso genauer, je kleiner das rezeptive Feld eines Tastsensors ist.

7.6. Räumliches Auflösungsvermögen

Das räumliche Auflösungsvermögen ist prinzipiell abhängig von der Dichteverteilung der Rezeptoren. Experimentell lässt es sich einfach feststellen, indem man mit beiden Spitzen eines Zirkels gleichzeitig die Haut berührt. Wenn man den Abstand der Spitzen zueinander variiert, kann man den maximalen

Abstand ermitteln, ab dem man beide Reize nur noch als einen wahrnimmt. Der kleinste Abstand, bei dem man noch 2 Reize wahrnimmt wird als simultane Raumschwelle bezeichnet.

Die Dichtverteilung der Rezeptoren ist je nach Hautregion unterschiedlich groß. Je größer die Dichte ist, je mehr Rezeptoren pro Flächeneinheit angelegt sind, desto besser können zwei nah beieinanderliegende Reize getrennt wahrgenommen werden. Eine hohe Dichte haben beim Menschen die Finger.

7.7. Störungen der Oberflächensensibilität

Die Ursachen von Störungen der Oberflächensensibilität können Läsionen der Nerven, der Leitungsbahnen im Rückenmark oder das Gehirn selbst sein. Daneben kann der Grund auch in mangelnder sensorischer Integration liegen.

Eine Steigerung der Wahrnehmung wird als Hyperästhesie bezeichnet und kommt beispielsweise im Versorgungsgebiet eines Nerven oder auch in der Randzone eines Areals mit Sensibilitätsausfall vor.

Eine Verminderung der Wahrnehmung wird als Hypästhesie bezeichnet und kann taktil oder thermisch sein. Bei der taktilen Hypästhesie ist das Berührungsempfinden herabgesetzt, bei thermischer Hypästhesie die Temperaturempfindlichkeit.

Unter Parästhesie versteht man eine unangenehme, zum Teil auch schmerzhafte Empfindung von nicht vorhandenen Reizen. Dabei kann es sich um Kribbeln, Taubheit, Kälte – und Wärmewahrnehmungsstörungen handeln.

Die Anästhesie ist der völlige Verlust der Empfindungen, welche bei schmerzhaften Eingriffen, allen voran bei Operationen, angestrebt wird, aber natürlich auch pathologisch vorkommen kann.

8. Schmerz

Die Wahrnehmung von Schmerz ist für jeden Organismus essentiell, um möglichen schädigenden Einflüssen frühzeitig zu entgehen. Damit verbunden sind manchmal Reflexe, wie beispielsweise der Flexorreflex. Die Erkennung, Weiterleitung und Verarbeitung von Schmerzreizen wird als Nozizeption bezeichnet.

Die Definition von Schmerzen beim Menschen wird angegeben als ein unangenehmes Sinnes – und Gefühlserlebnis, welches mit einer aktuellen oder potentiellen Gewebeschädigung in Verbindung steht oder mit Begriffen einer solchen Schädigung beschrieben wird.

Da Tiere in der Regel nicht auf Fragen antworten, kann man nur aus dem Verhalten und den sogenannten pseudoaffektiven Reaktionen auf mögliche Schmerzen schließen. Als pseudoaffektive Reaktionen werden Veränderungen des Blutdrucks, der Herzfrequenz und Atmung, aber auch protektive Reaktionen, Vokalisation und motorische Reflexe bezeichnet. Man spricht daher von Schmerz, wenn das Verhalten oder die Reaktion eines Tieres entsprechend seiner Art auf schmerzhafte Prozesse hindeuten. Stets zu beachten ist, dass Beutetiere immer darauf bedacht sind Schmerzen keinesfalls zu zeigen.

Schmerz bei Tieren ist eine aversive sensorische Erfahrung, die durch aktuelle oder potentielle Verletzungen verursacht wird, die protektive motorische oder vegetative Reaktionen auslöst, zur erlernten Vermeidung solcher Reize führt und somit das Verhalten modifiziert.

8.1. Nozizeptoren

Nozizeptoren sind immer freie Nervenendigungen, welche den noxischen Reiz in Aktionspotentiale umsetzt. Ihre Perikaryen befinden sich in den Spinalganglien.

Im Grunde finden sich in fast allen Organen des Körpers mit Ausnahme des zentralen Nervensystems und der Knorpel. In der Haut befinden sich 4 unterschiedliche Gruppen von Nozizeptoren: Mechanonozizeptoren, Thermonozizeptoren, polymodale Nozizeptoren und schlafende Nozizeptoren.

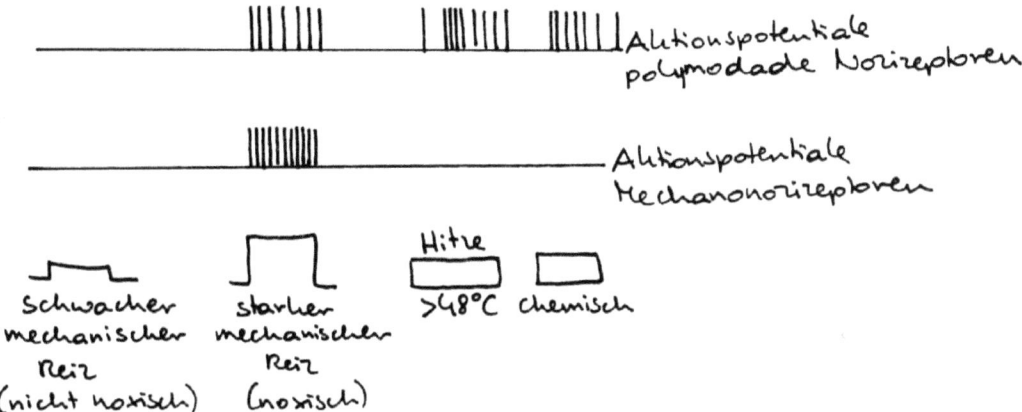

8.1.1. Mechanonozizeptoren

Mechanonozizeptoren sind myelinisierte, schnell leitende Aδ - Fasern mit einer Leitungsgeschwindigkeit von 2,5 – 30 m/s, die sich erst bei hohen mechanischen noxischen Reizstärken erregen lassen und dementsprechend als hochschwellig bezeichnet werden. Wenn sie allerdings erregt werden, lösen sie einen schnellen, scharfen Schmerz aus, wie er beispielsweise bei einem Nadelstich vorkommt.

Der Rezeptor der freien Nervenendigungen ist noch nicht gänzlich erforscht.

8.1.2. Thermonozizeptoren

Thermonozizeptoren sind myelinisierte, schnell leitende Aδ - Fasern, welche nur thermische noxische Reize erfassen können und wie die Mechanonozizeptoren einen schnellen, scharfen Schmerz auslösen.

Der Rezeptor dieser Nervenendigungen ist der TRPV1 und ist ein unspezifischer Kationenkanal, welcher für Na^+, K^+ und Ca^{2+} permeabel ist. Geöffnet wird er einerseits durch erhöhte Temperatur, andererseits aber auch durch die scharfen Inahltsstoffe von Pfeffer, Piperin, oder Paprika, Capsaicin.

8.1.3. Polymodale Nozizeptoren

Polymodale Nozizeptoren sind unmyelinisierte C – Fasern mit einer Leitungsgeschwindigkeit von weniger als 2,5 m/s und damit relativ langsam. Sie können mechanische, thermische und chemische Reize verarbeiten und sind für den langsamen, dumpfen oder brennenden Schmerz verantwortlich.

Beispiele für mechanische Noxen wären sowohl spitze als auch stumpfe Traumen, bei den thermischen Noxen spielen sowohl Hitze als auch Kälte eine Rolle und chemisch lösen unter anderem Bradykinin, Säuren und hohe Kaliumionenkonzentrationen Schmerzen aus.

Durch die vielen verschiedenen Modalitäten sind auch dementsprechend viele Rezeptoren nötig. Dabei handelt es sich sowohl um metabotrope als auch ionotrope Rezeptoren, welche auf Prostaglandine, H^+, Histamin, ATP, Neuropeptide, Bradikinin usw. reagieren können.

8.1.4. Schlafende Nozizeptoren

Schlafende Nozizeptoren können durch physiologische mechanische Noxen, die der starken Dehnung eines Gelenks, nicht erregt werden, sondern „erwachen" erst bei pathologischen Zuständen wie Entzündungen, Ischämie oder Überdehnung.

8.2. Nozizeptive Bahnen

Nozizeptoren ziehen von der Peripherie zu Spinalganglien, wo ihre Zellkörper liegen und treten anschließend ins Rückenmark ein. Dort schalten sie im Dorsalhorn das erste Mal um. Für die Nozizeptoren aus dem Kopfbereich gilt dasselbe, nur schalten sie im Hirnstamm um. Dabei werden oft Fasern von den Eingeweiden und der Haut auf dieselben spinalen Neurone verschaltet, wodurch es zur viscero – somatischen Konvergenz kommt. Reize aus der Haut können dabei die nachgeschalteten Neurone viel leichter erregen als solche aus den Eingeweiden. Daher benötigt es eine starke Aktivierung vieler visceraler Nozizeptoren oder entsprechende Sensibilisierungsvorgänge im innervierten Gebiet, wie eine Entzündung, um einen Schmerzreiz auszulösen.

Die spinalen Neurone können anschließend im gleichen Rückenmarksegment auf Neurone in beiden Ventralhörnern umschalten und somit nozifensive motorische Reflexe, wie den Flexorreflex oder die reflektorische Erhöhung der Bauchdeckenspannung auslösen. Sie können jedoch auch präganglionäre Neurone im Seitenhorn aktivieren und somit sympathische Reflexe auslösen. Um die Information zum Gehirn zu bringen ziehen die nozizeptiven Neurone des Dorsalhorns auf der kontralateralen Seite im Tractus spinothalamicus zum Thalamus, im Tractus spinoreticularis zur Formatio reticularis im Hirnstamm und im Tractusspinomesencephalus zum Mittelhirn.

Die Axone des Thalamus projizieren zum somatosensorischen Cortex und sind damit für die Erkennung und Lokalisation der Noxe zuständig. Sie haben somit sensorisch – diskriminative Funktion.

Andere Neurone des Thalamus, so wie auch jene aus der Formatio reticularis und des Limbischen Systems sorgen für die affektive Antwort, wie beispielsweise für aggressives Verhalten, und für die pseudoaffektiven Reaktionen, wie Erhöhung des Blutdrucks, der Herzfrequenz und der Atemfrequenz.

Durch Projektionen vom Hirnstamm zum Hypothalamus werden vegetative Reaktionen auf Schmerz ausgelöst, die über descendierende Bahnen anschließend zu präganglionären Neuronen im Rückenmark vermittelt werden. Dadurch kommt es zur typischen vegetativen Aktivierung, welche die Umverteilung des Blutvolumens in die Muskulatur, die Aktivierung des Nebennierenmarks und die Erhöhung des Herzzeitvolumens zur Folge hat.

Über descendierende Bahnen können allerdings auch Motoneurone in den Ventralhörnern aktiviert werden.

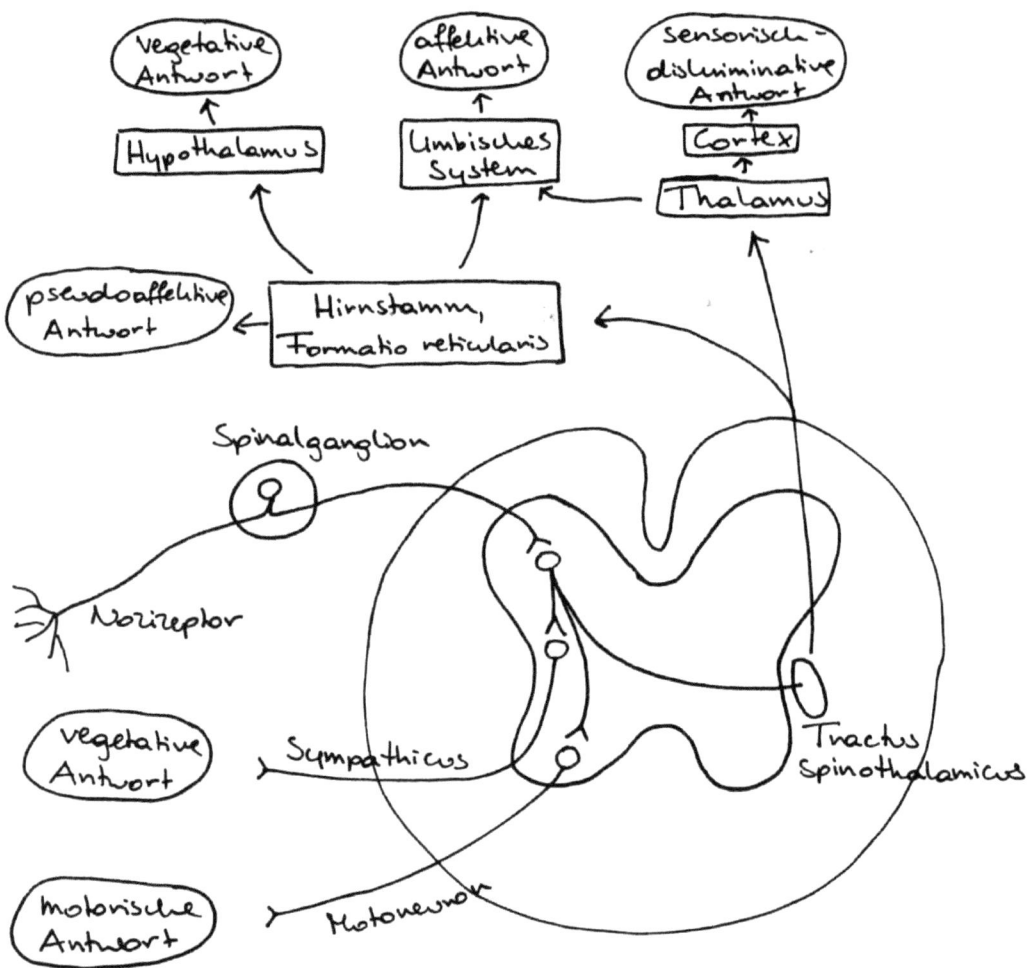

8.2.1. Viscero – somatische Konvergenz

Durch die viscero – somatische Konvergenz können Schmerzreize oft nicht eindeutig zugeordnet werden. Man spricht von übertragenen Schmerzen, die sich entsprechend somatischer Regionen in Head'sche Zonen einteilen lassen. Ein klassisches Beispiel sind Schmerzen im Brustbereich, die sich bis in den linken Arm ziehen bei Auftreten eines Herzinfarkts.

Der Sinn davon besteht darin, dass es für den Körper mehr oder weniger unwichtig ist, von welchem Organ die Schmerzreize kommen, es ist nur wichtig, dass diese Region geschont wird, um eine weitere Schädigung zu vermeiden.

8.2.2. Verwendete Transmitter

Im Dorsalhorn werden Glutamat, Substanz P und CGRP (Calcitonin gene – related peptide) verwendet, sie können aber auch efferent freigesetzt werden um eine neurogene Entzündung auszulösen. Diese hat eine Erhöhung der Sensibilität der Nozizeptoren und das „Erwachen" von schlafenden Nozizeptoren zur Folge und verstärkt somit den Schmerzreiz.

8.3. Plastizität von Nozizeptoren

Die Nozizeption kann vom Körper einerseits verstärkt andererseits aber auch unterdrückt werden.

1. Sensibilisierung

Die Sensibilisierung der Nozizeption führt zur verstärkten Schmerzhaftigkeit, dadurch aber auch zur vermehrten Schonung des betroffenen Areals und somit auch zur Begünstigung des Heilungsprozesses. Sie gehört somit zur Nozireaktion, welche die Summe aller Vorgänge beschreibt, die geschädigte Gewebe schützen sollen

1. Periphere Sensibilisierung

Bei der peripheren Sensibilisierung sinkt die Reizschwelle der Nozizeptoren sodass sie bereits durch normalerweise nicht noxische Reize erregt werden. Zusätzlich dazu kommt es auch noch zur Rekrutierung schlafender Nozizeptoren.

Der Grund für diese Sensibilisierung sind Entzündungsmediatoren wie Prostaglandine, Bradykinin, Serotonin oder eine Ansäuerung des Gewebes. Die Sensibilisierung kann jedoch auch durch die Ausschüttung von Transmittern aus C – Fasern, also durch neurogene Entzündung ausgelöst werden.

2. Zentrale Sensibilisierung

Bei der zentralen Sensibilisierung kommt es zur Übererregbarkeit von spinalen nozizeptiven Neuronen durch eine Bahnung, auch von Sensoren aus nicht entzündeten Gebieten. Dadurch kommt es zur Vergrößerung des rezeptiven Feldes der betroffenen spinalen Neurone. Das bedeutet, dass beispielsweise pathologische Zustände in inneren Organen auch zur Sensibilisierung der zugehörigen somatischen Regionen führt. Auch dieser Vorgang zählt zur Nozireaktion, da hierbei ebenfalls der Schutz des betroffenen Gewebes im Vordergrund steht.

Bei der zentralen Sensibilisierung wird oft vom Wind – up – Phänomen gesprochen. Beim „Windup" kommt es aufgrund von wiederholter Stimulation von C – Fasern zur kurzfristigen Verstärkung der Antwort der Neurone im Rückenmark und somit auch der Schmerzen.

Ausgelöst wird das Wind – up – Phänomen wahrscheinlich durch den Glutamatrezeptor NMDA (N – Methyl – D – Aspartat). Glutamat hat zwei verschiedene Typen von Rezeptoren: Non – NMDA und NMDA. Zu den Non – NMDA – Rezeptoren gehören AMPA und Kainat/Quisqualat.

Wenn Glutamat ausgeschüttet wird, werden zuerst die Non – NMDA – Rezeptoren aktiviert und führen durch Einstrom von Na^+ zur Depolarisation. Normalerweise verstopfen Magnesiumionen den Kanal des NMDA – Rezeptors und werden erst hinausgeschwemmt, wenn die Zelle depolarisiert ist. Wenn also genügend viele Aktionspotentiale an der Präsynapse ankommen, hat die Postsynapse die Möglichkeit, dass das Mg^{2+} wegen der positiven Ladung des Intrazellularraums aus dem NMDA – Rezeptor gespült wird. Somit kann Ca^{2+} entlang des chemischen Gradienten langsam in die Zielzelle einströmen. Durch den Einstrom von Ca^{2+} kommt es zur enzyminduzierten verstärkten Empfindlichkeit für Glutamat und durch die von Ca^{2+} ausgelöste Produktion von NO, welches entlang seines chemischen Gradienten in die Präsynapse diffundiert, wird auch die Glutamatausschüttung erhöht.

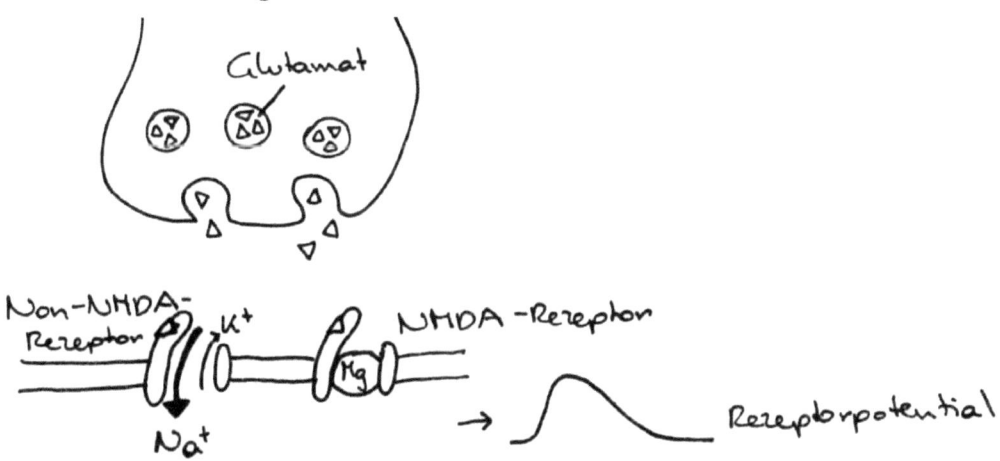

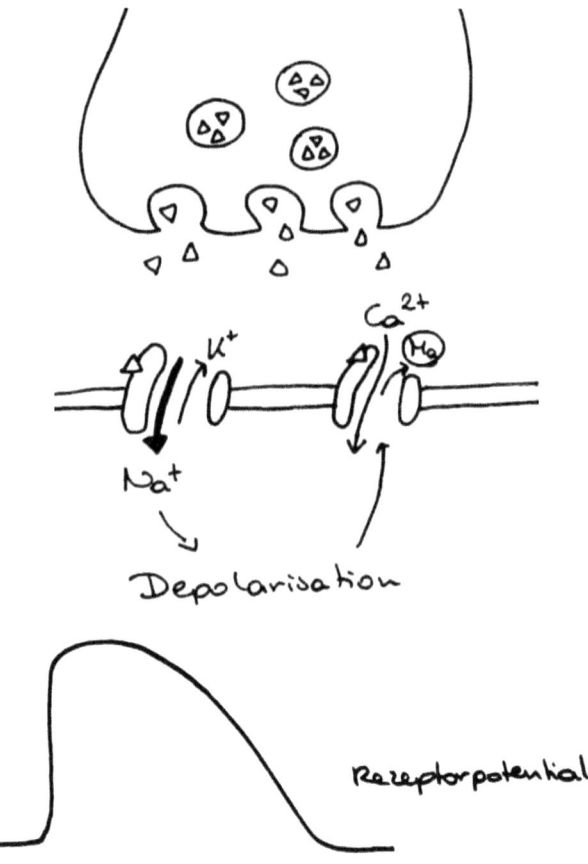

3. Antinozizeptive Mechanismen

Antinozizeption beschreibt alle neuronalen und humoralen Möglichkeiten, um Schmerz zu lindern, damit die Situation überlebt werden kann. Dies kann auch extreme Formen annehmen (Weiterlaufen trotz abgerissener Extremität). Antinozizeptive Mechanismen hemmen die Erregungsweiterleitung in spinalen nozizeptiven Neuronen und führen dadurch zur Schmerzunterdrückung. Die Hemmung kann über lokale Mechanismen, über intersegmentale spinale Verschaltungen oder über descendierende Bahnen erfolgen. Das Resultat ist eine deutliche Reduktion der Reaktion der Neurone im Rückenmark auf Schmerzreife und auch nozifensive Reflexe können ausfallen.

Die Antinozizeption kann durch verschiedene Stimuli, wie beispielsweise Stress, Angst, Arbeit, Bluthochdruck, aber auch Aktivierung der Opiatrezeptoren, ausgelöst werden. Die wichtigsten Transmitter der descendierenden Bahnen sind Serotonin und Noradrenalin, die der Neurone im Rückenmark selbst Enkephaline oder GABA.

Nozifension bezeichnet das adäquate Verhindern oder Zurechtkommen mit potentiellen oder realen Noxen und besteht somit aus der Nozizeption, Nozireaktion und der Antinozizeption.

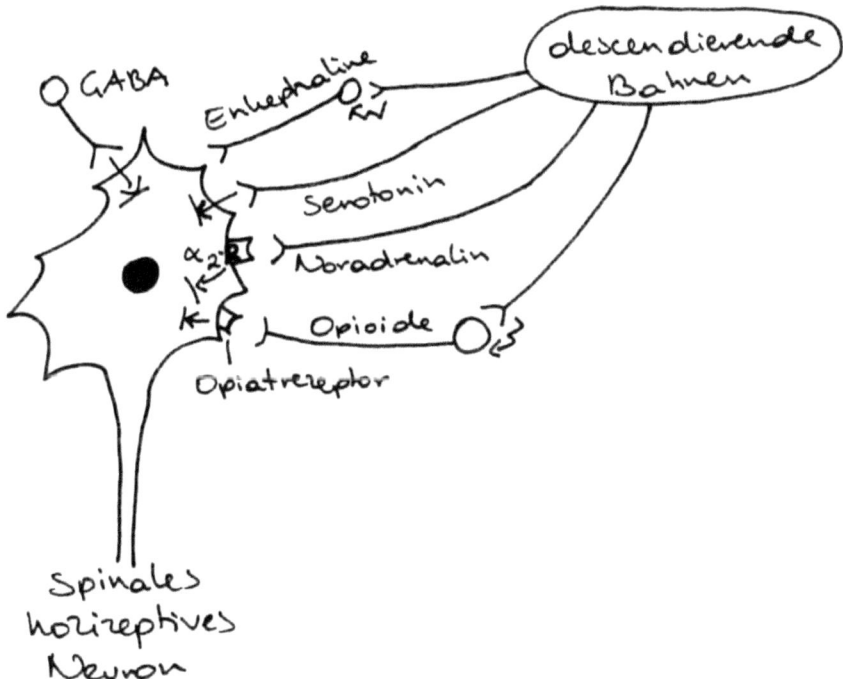

8.4. Schmerztherapie

Die Schmerztherapie ist in der Medizin ein wichtiges Thema und erfolgt über Analgetika oder Narkotika. Erstere werden meist peripher eingesetzt und sollen die

Sensibilisierung der Nozizeptoren verhindern, letztere verhindern die Wahrnehmung von Schmerzen.

Als Analgetika werden häufig sogenannte COX – Hemmer eingesetzt, welche die Bildung von Prostaglandinen aus der Arachidonsäure unterdrücken und somit Entzündungen verhindern sollen. Eine weitere, sehr einfache Methode ist die lokale Kühlung, wodurch einerseits die Aktivität der Neurone herabgesetzt wird und andererseits auch die Entwicklung der Entzündung verzögert wird.

Eine weitere Gruppe der Analgetika sind die Lokalanästhetika, welche am peripheren Nerv angreifen und die Reizweiterleitung unterbrechen, indem sie die spannungsgesteuerten Na^+ - Kanäle der Neurone blockieren.

Bei chronischen Schmerzen kann eine Neurektomie, eine Durchtrennung des peripheren Nervs erfolgen, wodurch allerdings auch die efferente Innervation für das betroffene Areal lebenslang ausfällt.

Zur systematischen Anästhesie können beispielsweise Morphin oder α_2 - Agonisten gegeben werden, wodurch das antinoziceptive System aktiviert wird. Beides wird gerne auch epidural appliziert, um den unerwünschten Nebenwirkungen zu entgehen.

Narkotika verändern durch verschiedene Methoden die synaptischen Übertragungen und schränken die zentrale Verarbeitung ein. Beispiele für diese Mechanismen sind die Verstärkung der Wirkung hemmender Transmitter, wie bei Barbituraten an GABA – Rezeptoren, Verminderung der Wirkung erregender Rezeptoren, wie bei Ketamin an NMDA – Rezeptoren, oder Beeinflussung von Ionenkanälen, unter anderem durch Öffnen spezieller Kaliumkanäle.

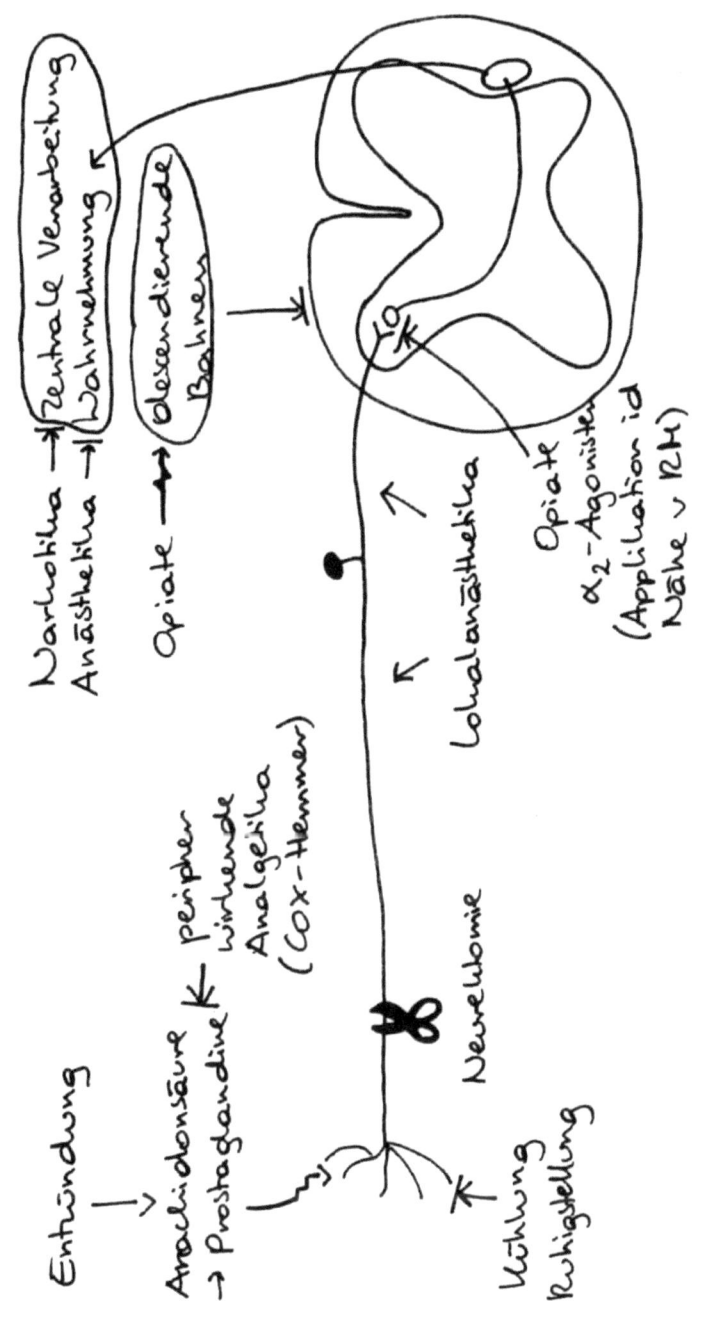

8.5. Neuralgischer Schmerz

Neuralgische Schmerzen betreffen das streng lokalisierte Ausbreitungsgebiet einzelner Nozizeptoren. Typischerweise dauern sie nur wenige Sekunden und sind äußerst intensiv. Die Qualität ist messerstichartig, kann aber mit der Zeit auch dumpf werden. Ursachen dafür können Druck oder Zug auf das Neuron, aber auch andere pathologische Vorgänge wie Entzündungen oder Ischämie sein.

Eine spezielle Neuralgie ist die Trigeminusneuralgie, welche meist den Maxillar – oder Mandibularast betrifft. Sie kann spontan auftreten oder durch äußere Reize ausgelöst werden. Typisch dafür wären Kauen, Schlucken, Sprechen, Luftzug, Kälteexposition als Trigger. Meist sind die Neuralgien einseitig.

8.6. Neuropathischer Schmerz

Neuropathien sind Erkrankungen an peripheren Nerven, welche kein Trauma als Ursache haben. Sie können entweder nur einen einzigen Nerv betreffen oder auch an mehreren gleichzeitig auftreten. Neuropathien können sich durch Schmerzen oder vollständigem Reizausfall des betroffenen Gebietes bemerkbar machen und je nach Schweregrad können auch Reflexe ausfallen oder nur vermindert auftreten. Meistens beginnen Ausfallserscheinungen an den distalen Segmenten der Extremitäten, als Spätfolge können schlaffe Lähmungen der innervierten Muskeln auftreten.

Neuropathien können beispielsweise bei entzündlichen, metabolischen oder Autoimmunerkrankungen auftreten, als Nebenwirkung von Platinpräparaten oder durch unbemerkte Verletzungen infolge von fehlendem Schmerzempfinden aufgrund von Diabetes mellitus, was Nekrosen und Entzündungen zur Folge haben kann.

8.7. Phantomschmerz

Als Phantomschmerzen werden Schmerzen bezeichnet, welche nach einem Unfall oder einer Amputation in dem fehlenden Körperteil gefühlt werden. In der Regel können sie sehr genau lokalisiert werden. Oft berichten Menschen davon, dass sie die Lage, die Haltung und den genauen Umfang der verlorenen Gliedmaße spüren können.

Es ist derzeit noch nicht vollends geklärt, weshalb Phantomschmerzen auftreten, es gibt jedoch mehrere Theorien, welche sich in 3 Kategorien einteilen lassen. Als periphere Ursachen kommen Schmerzentstehungen im Rahmen der Nervenregeneration oder durch Neurombildung in Frage, genauso jedoch auch die Erregung der blinden Nervenenden durch lokale Reizungen, beispielsweise durch Entzündungsgeschehen. Eine mögliche spinale Ursache wäre eine Schmerzentstehung im Rückenmark durch die Deafferentiation, den Verlust der afferenten Reize aus dem amputierten Gebiet. Eine zentralnervöse Ursache könnte mit einer veränderten Schmerzwahrnehmung in Thalamus und Cortex zusammenhängen. Man geht hierbei davon aus, dass es im sensomotorischen Cortex zu einer Umorganisation in der für das amputierte Körperteil zuständigen Region kommt, da diese nun keine Signale mehr erhält. Dadurch werden Impulse aus den Nachbarregionen gesendet und es kommt zum Schmerzempfinden. Je größer die Umorganisation ist, desto stärker der Phantomschmerz.

Literatur

Birbaumer, Nils, Schmidt, Robert F.: *Biologische Psychologie*. 6., vollständig überarbeitete und ergänzte Auflage. Heidelberg: Springer, 2006.

Cunningham, James G.; Klein, Bradley G: *Textbook of veterinary physiology*. 4. Auflage. Missouri: Saunders Elsevier, 2007.

Engelhardt, Wolfgang von; Breves, Gerhard (Hg): *Physiologie der Haustiere*. 2., völlig neu bearbeitete Auflage. Stuttgart: Enke Verlag, 2005.

Lüllmann – Rauch, Renate: *Taschenlehrbuch Histologie*. 3., vollständig überarbeitete Auflage. Stuttgart New York: NY Thieme, 2009.

Schmidt, Rober F.: *Physiologie des Menschen mit Pathophysiologie*. 29., vollständig neu bearbeitete und aktualisierte Auflage. Heidelberg: Springer, 2005.

Websites:
http://www.fischerverlage.de/sixcms/detail.php?template=glossar_detail&id=186534 [Stand 2015]

http://flexikon.doccheck.com/de/Reiz [Stand 2015]

http://www.hno-bramfeld.de/das-ohr-hoerorgan-hoeren-hoervorgang [Stand 2012]

http://www.licht.de/de/licht-know-how/ueber-licht/was-ist-licht/ir-und-uv-strahlung/ [Stand 2015]

http://www.medizinfo.de/augenheilkunde/glaskoerper.htm [Stand 2015]

http://mehrke.de/Vorlesungen/Physiologie/sinne-haut.pdf [Stand 2012]

http://www99.mh-hannover.de/institute/neurophys/Lehre/Gullstrand-Auge.pdf [Stand 2012]

http://www.neurohelp.ch/index.php?id=11,62,0,0,1,0 [Stand 2015] http://link.springer.com/chapter/10.1007/978-3-642-57101-5_3#page-1 [Stand 2016]

http://www.ukaachen.de/go/show?ID=4283231&DV=0&COMP=download&NAVID=4283114&NAVDV=0 [Stand 2012]

http://www.uni-hamburg.de/fachbereiche-einrichtungen/fb16/psych_1/Psychophysik_Kamionka_Protzak.pdf [Stand 2012]

http://universum-bremen.de/fileadmin/bildung/grips_trips/grips_tasten_08.pdf [Stand 2012]

http://user.meduni-graz.at/helmut.hinghofer-szalkay/XIV.5.htm [Stand 2015]

http://www.wissenschaft-online.de/abo/lexikon/bio/1713 [Stand 2015]

verglichen mit den aktuellen Vorlesungsunterlagen der Physiologie

Ich geh zuerst!
Nein, ich geh zuerst!
Mama!

Reproduktion

1. Weibliche Säugetiere

1.1. Reproduktionshormone

Die verschiedenen Reproduktionsmechanismen werden durch unterschiedliche Hormone gesteuert. Die dafür wichtigen Hormone gehören entweder zu den Peptid – oder zu den Steroidhormonen, wobei sich die Wirkungsweise der beiden Gruppen stark unterscheidet.

1. Peptidhormone

Peptidhormone binden an spezifische Rezeptoren in der Zellmembran und lösen somit, meist über die Aktivierung von G – Proteinen und die Bildung eines Second Messengers, eine Zellantwort aus. Dabei wird nicht nur 1 G – Protein, sondern einige pro Rezeptor aktiviert, wodurch das Signal auf dem Weg in die Zelle verstärkt wird. Pro G – Protein werden auch einige Second Messenger gebildet, was eine weitere Amplifizierung des Signals zur Folge hat. In den meisten Fällen aktivieren die G – Proteine das Enzym Adenylatcyclase, welche sehr schnell und effektiv aus ATP den Second messenger cAMP bildet. Dieses aktiviert daraufhin eine Proteinkinase, welche verschiedene Proteine phosphorylieren kann, was deren Aktivität verändert und die schlussendliche Zellantwort auf das Hormonsignal darstellt.

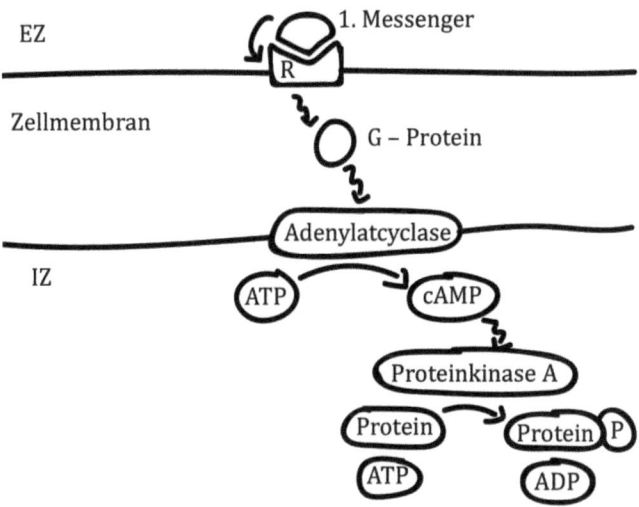

Da bei jedem Schritt das Signal amplifiziert wird, reichen bereits kleinste Mengen eines Hormons im Blut, um die Rezeptoren zu aktivieren und große Wirkung zu erzielen. Genau genommen müssen nur 1 % der Rezeptoren an einer Zellmembran von einem Hormon aktiviert werden, um eine zelluläre Antwort hervorzurufen. Daher gibt es Regulationsmechanismen, welche dafür sorgen, dass das Signal seiner Stärke entsprechend beantwortet wird. Für die Modulation der Hormonantwort gibt es mehrere Mechanismen.

Zum einen bestehen Peptidhormone aus einem Polypeptidteil und einem Kohlenhydratanteil. Die α - Untereinheit des Polypeptidanteils ist innerhalb einer Art ident, die β - Untereinheit ist im Gegensatz dazu jedoch bei jedem Hormon anders und bestimmt somit an welche Rezeptoren es binden kann. Der Kohlenhydratanteil wird in Form von Seitenketten an das Polypeptid gehängt und kann variieren, sodass von einem Hormon mehrere Isoformen bestehen. Das beeinflusst ganz wesentlich die Bindung an den Rezeptor. Im Verlauf eines Sexualzyklus werden je nach Stadium unterschiedliche Isoformen eines Hormons produziert, was die zum Teil antagonistischen Wirkungsweisen von bestimmten

Hormonen erklärt. Zusätzlich dazu verändert sich auch die Halbwertszeit, wodurch die unterschiedliche Wirkdauer von Hormonen begründet wird.

Ein anderer Mechanismus ist, dass die Anzahl der Rezeptoren auf einer Zellmembran verändert werden kann. So wird die Anzahl der Rezeptoren bei schwachen Signalen erhöht, was als Upregulation bezeichnet wird, bei starken oder Dauersignalen jedoch verringert, was die Bezeichnung Downregulation trägt. Die Down –Regulation erfolgt aufgrund der Tatsache, dass bei ständiger Bindung von Hormonen die Rezeptoren durch laterale Migration zu einer Stelle der Zellmembran wandern, welche als coated pit bezeichnet wird. Wenn diese Region eine bestimmte Rezeptorkonzentration erreicht, wird sie abgeschnürt und gelangt so durch Endocytose in die Zelle. Dort können sie abgebaut und ihre Bestandteile recycelt werden. Bei langem Hormonüberschuss können Zellen auch sämtliche Rezeptoren downregulieren und somit gänzlich unempfindlich werden. Hormone werden aufgrund dieses Mechanismus nur pulsatil ausgeschüttet und sorgen damit eher für ein Sirenensignal als einen Dauerton.

Die dritte Möglichkeit zur Regulation der Hormonantwort wäre die Beeinflussung der Adenylatcyclase. Diese wird, wie zuvor erwähnt, von einem G – Protein aktiviert. Dieses benötigt jedoch GTP für diesen Schritt und spaltet es zu GDP und einem Phosphatrest. Folglich kann die Aktivierung der Adenylatcyclase nur so lange anhalten, bis die GTP – Vorräte der Zelle erschöpft sind.

Wichtige Peptidhormone sind die Releasing – Hormone des Hypothalamus und einige der Peptide des Hypophysenvorderlappens.

2. Steroidhormone

Steroidhormone sind von Cholesterin abgeleitet und werden nach ihrer Anzahl an Kohlenstoffatomen in die drei Gruppen Glucocorticoide, Mineralokortikoide und

Sexualsteroidhormone eingeteilt. Während erstere beiden von der Nebenniere gebildet werden, beschäftigt sich im weiblichen Körper das Ovar mit der Produktion der letztgenannten. Bei der Synthese können C – Atome des Cholesterin – Grundgerüsts zwar verringert werden, jedoch nie erhöht.

Steroidhormone können im Gegensatz zu Peptidhormonen durch die Zellmembran diffundieren, da sie lipophil sind. Woher sie wissen, in welche Zellen sie diffundieren sollen, ist noch nicht restlos geklärt. Im Cytoplasma binden sie an Rezeptoren, wodurch sich die Konformation so ändert, dass beim Rezeptor eine Chromatinbindungsstelle durch die Ablösung von Hitzeschockproteinen frei wird. Die Hormone wandern dann als Hormon – Rezeptor – Komplexe in den Zellkern und bindet an die DNA an einem „hormone responsive element". So aktivieren oder hemmen sie die Synthese von Proteinen.

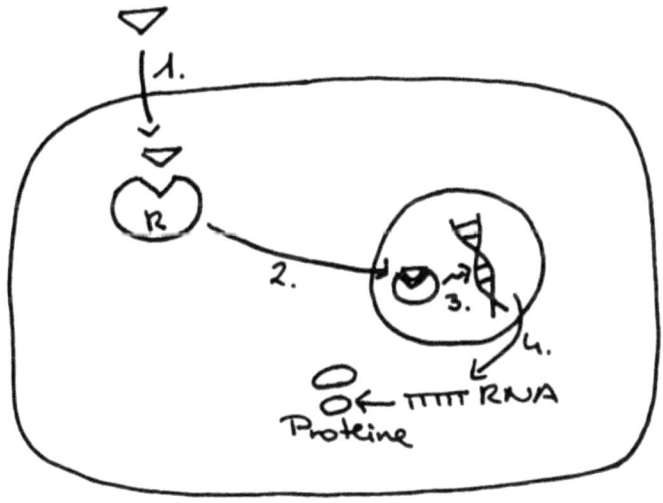

Da dieser Vorgang einige Zeit benötigt werden Steroidhormone nur für längerfristige Regulationen verwendet, im Gegenzug ist die biologische Wirkung allerdings ebenfalls länger als die von Peptidhormonen. Die Aktivität von Steroidhormonen kann jedoch trotzdem recht kurz sein, denn die ist nur gegeben solange der Hormon – Rezeptor – Komplex an der DNA bindet. Sobald das Hormon vom Rezeptor dissoziiert, ist seine Wirkung aufgehoben. Je länger also ein Hormon bei seinem Rezeptor bleibt und an der DNA angedockt ist, desto geringere Konzentrationen im Blut sind nötig um seine Wirkung zu entfalten.

3. Endogene Opioide

Endogene Opioide sind ebenfalls Peptide, welche im ZNS zur Regulation der Hormonsynthese beitragen. Zu ihnen gehören Enkephalin und die Endorphine α -, β - und γ - Endorphin, welche im Hypothalamus und seinen benachbarten Kerngebieten gebildet werden und die Sekretion von Gonadotropinen steuern. Erhöhte Opioidkonzentrationen hemmen die GnRH – Sekretion und damit die Gonadotropinsynthese, außerdem hemmen sie die LH – Sekretion beim saisonalen Anöstrus.

4. Inhibin und Activin

Die Peptide Inhibin und Activin sind Antagonisten. Inhibin wird von Granulosazellen des Ovarfollikels gebildet und hemmt im Hypophysenvorderlappen die FSH – Freisetzung. Activin wird ebenfalls von den Granulosazellen synthetisiert, allerdings auch von der Hypophyse selbst und steigert die FSH – Freisetzung.

5. Follistatin

Das Peptid Follistatin wird in der Hypophyse produziert, kommt allerdings auch in der Follikelflüssigkeit vor und hemmt die FSH – Sekretion. Weiters bindet es an Actin, wodurch dieses schwächer wirksam ist.

6. Oxytocin

Das Peptid Oxytocin wird im Ovar und im Hypothalamus gebildet und bei letzterem über den Hypophysenhinterlappen ausgeschüttet. Das Oxytocin aus dem Hypothalamus induziert die Kontraktion des Uterus, des Eileiters und der Myoepithelzellen der Milchdrüse und ist daher für den Spermientransport in den weiblichen Geschlechtsorganen, die Geburt und die Milchsekretion wichtig. Es stimuliert außerdem die Freisetzung von Prostaglandin $F_{2\alpha}$ in den Endometriumzellen und somit die Luteolyse.

7. Melatonin

Melatonin wird in der Epiphyse gebildet und unterliegt einer circadianen Rhythmik, wodurch es nachts stärker sezerniert wird als über den Tag. Es vermittelt die Saisonalität, da es die GnRH - Freisetzung im Hypothalamus hemmt.

8. Relaxin

Relaxin wird in den Ovarien, in der Placenta und im Uterus von trächtigen Tieren produziert und fördert die Dehnbarkeit und das Wachstum der Gebärmutter. Außerdem lockert es die Cervix – und Beckenbänder.

9. Prostaglandine

Prostaglandine können in einem Großteil der Gewebe gebildet werden. Für die Reproduktion ist vor allem Prostaglandin $F_{2\alpha}$ wichtig, da es die Luteolyse auslöst und somit einen neuen Zyklus einleitet. Bei der Geburt wird $PGF_{2\alpha}$ in großen Mengen ausgeschüttet, wodurch nicht nur die Kontraktion der Uterusmuskulatur ausgelöst wird, sondern auch die Luteolyse des Trächtigkeitsgelbkörpers.

Zusammen mit Prostaglandin E_2 verhindert es eine Ovulation, wodurch es zur Zyklussynchronisation verwendet werden kann.

1.2. Pubertät

Die Pubertät ist ein langsam fortschreitender Prozess, der die Reproduktionsfähigkeit sicherstellt und damit beginnt, dass sich im Hypothalamus Neurone entwickeln müssen, die ausreichende Mengen an GnRH (Gonadotropin Releasing Hormone) produzieren, um die Gonadotropinsynthese in der Hypophyse anzuregen. Gonadotropin stimuliert die Reifung der Reproduktionsorgane und die Gametogenese.

Durch die langsam größer werdende Menge an GnRH mit immer höherer Frequenz schüttet der Hypophysenvorderlappen FSH (Follikelstimulierendes Hormon), aber nur wenig LH (Luteinisierungshormon) aus, wodurch das Follikelwachstum angeregt wird. Von den heranreifenden Follikeln wird Östrogen produziert, welches im Rahmen einer positiven Feedbackschleife die LH – Freisetzung des Hypophysenvorderlappens steigert. Gleichzeitig wird von den Follikeln Inhibin ausgeschüttet, welches durch eine negative Feedbackschleife die FSH – Ausschüttung vermindert. Je mehr die Follikel reifen, desto stärker ist ihre Hormonsekretion, bis sie an den Punkt kommt, dass ein LH – Peak die Ovulation auslöst.

Der Beginn der Pubertät wird durch die erste Brunst gekennzeichnet, bei der allerdings meist die Ovulation ausbleibt. Das Alter dabei ist nicht nur von der Tierart und dem Geschlecht, sondern zum Teil auch von der Rasse abhängig. Hengste werden beispielsweise mit 12 – 19 Monaten geschlechtsreif, Stuten dagegen im Alter von 10 – 14. Des Weiteren können Umwelteinflüsse, wie das

Klima, Stressoren und das Nahrungsangebot, und die Saisonalität der Tierart eine Rolle spielen.

1.3. Sexualzyklus

Der Sexualzyklus umfasst die Zeitspanne zwischen zwei Brunstperioden, beginnt mit dem Östrus und endet mit dem nächsten. In Östrus oder Brunst zeigen die weiblichen Tiere zunehmend Verhaltensmuster, die ihre Paarungsbereitschaft vermitteln und die Paarungswahrscheinlichkeit erhöhen. Dazu gehören beispielsweise die vermehrte Bewegungsaktivität und das Dulden des Aufreitens. Die Zeit davor wird als Proöstrus bezeichnet, in welchem sich das Genitale auf den Östrus einstellt indem sich beispielsweise die Uterusschleimhaut verdickt, der Grad der Durchblutung zunimmt und somit die Schleimhautfarbe sich zum Östrus hin immer weiter zu rosarot ändert und die Sekretionstätigkeit der Drüsen zunimmt. Die Phase nach dem Östrus ist der Metöstrus, in welchem sämtliche Brunstsymptome abklingen und sich der Gelbkörper aus dem Follikel bildet. Die Zeit zwischen dem Metöstrus und dem nächsten Proöstrus wird als Diöstrus oder Anöstrus bezeichnet. Im Diöstrus ist der Geldkörper voll ausgebildet und die Schleimhaut im Genitale hat ihre ursprüngliche Dicke zurück.

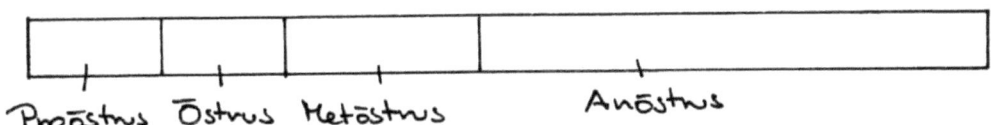

Jeder Brunstzyklus ist biphasisch und umfasst eine Follikel – und eine Luteal – oder Gelbkörperphase. Dass ein Brunstzyklus auf den nächsten folgt wird entweder durch die Gravidität oder – bei saisonalen Tieren – durch die Jahreszeit unterbrochen. Natürlich führen auch eine Reihe pathologischer Prozesse zum Ausbleiben der Brunst wie beispielsweise Infektionen der

Gebärmutterschleimhaut. Die Zeit, in der keine Brunstzyklen auftreten, wird als Anöstrus bezeichnet.

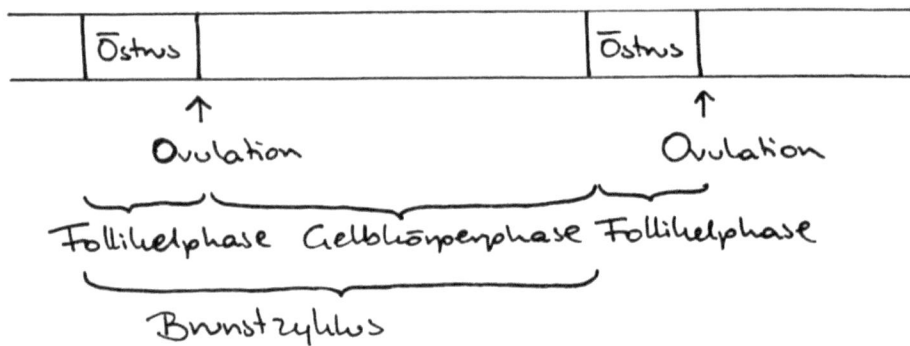

Anhand des Zeitpunktes im Jahr, an dem der Östrus abläuft, können die unterschiedlichen Tierarten eingeteilt werden. Polyöstrische Tiere wie Rinder, Schweine, Mäuse und Ratten haben das gesamte Jahr Brunstzyklen. Saisonal polyöstrische Tiere wie Schafe, Ziegen, Katzen und Pferde zeigen nur zu bestimmten Jahreszeiten Brunstzyklen, wobei man „long day breeders", wie die Pferde und Katzen, von den „short day breeders", wie Schafe und Ziegen, unterscheiden kann. „Long day breeders" zeigen im Frühling regelmäßige Brunstzyklen, weil die Tageslichtlänge zunimmt. „Short day breeders" haben dagegen im Herbst einige Brunstzyklen, weil die Tageslichtlänge abnimmt. Monoöstrische Tiere sind nur einmal im Jahr im Östrus. Zu ihnen zählen Wölfe und Hunde, auch wenn es bei Letzteren vorkommt, dass Hündinnen bis zu 3 Mal im Jahr läufig werden.

1.3.1. Endokrine Steuerung

Die endokrine Steuerung erfolgt durch ein hierarchisches System, an dessen Spitze der Hypothalamus mit der Ausschüttung von GnRH aus dem Nucleus arcuatus steht, darunter folgen die Hypophyse mit LH und FSH und die Ovarien. Reguliert wird das

System über meist negative Rückkopplungsmechanismen, wodurch die Konzentration des Hormons die eigene Freisetzung hemmt.

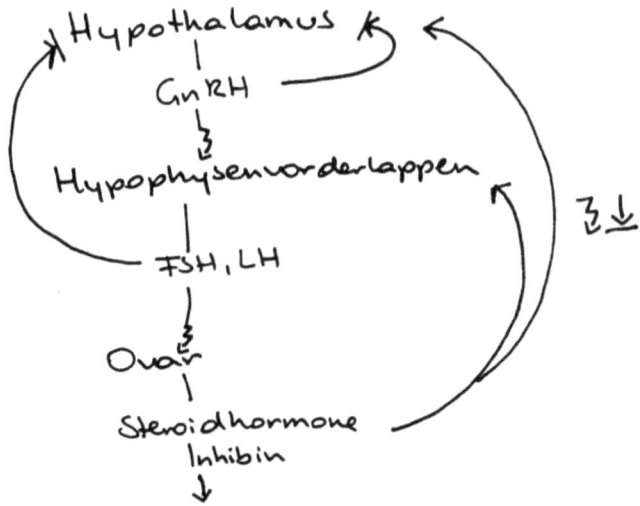

GnRH hat eine Halbwertszeit von nur 2 – 4 Minuten und seine Freisetzung wird über Feedbackmechanismen durch seine eigene Plasmakonzentration (ultra – short Feedback), aber auch durch die vorhandenen Gonadotropine (short Feedback) und Steroidhormone des Ovars (long feedback) gesteuert. GnRH wird zwar ständig, aber wegen der Feedbackschleifen pulsatil ausgeschüttet, wodurch nicht nur die Menge, sondern auch die Frequenz reguliert werden kann. Die Pulse mit Peaks alle 60 – 120 Minuten sorgen dafür, dass die Rezeptoren nicht downreguliert werden.

LH und FSH werden entsprechend der GnRH – Ausschüttung sezerniert, aber auch produziert. Die Hormone werden in Granula im Cytoplasma der gonadotropen Zellen der Adenohypophyse gespeichert und nach Andocken des GnRHs werden diese ins Blut ausgeschleust. Bei der Synthese von LH und FSH kann der Hypophysenvorderlappen nur dann die β - Untereinheiten der beiden Hormone herstellen, wenn er ausreichend GnRH – Signale erhält.

GnRH stimuliert jedoch nicht nur die Synthese und Ausschüttung von Gonadotropinen, sondern es wird auch durch die Bindung an den Rezeptor ein Mechanismus in Gang gesetzt, der zur Folge hat, dass die bei der Ausschüttung beteiligten Strukturen effizienter arbeiten. Beim 2. Signal wird also vermehrt LH und FSH ausgeschüttet. Diese Sensibilisierung funktioniert allerdings nur, solange sich genügend Östrogen in den Zellen des Hypophysenvorderlappens befindet.

Neben all dem bestimmt die ausgeschüttete GnRH – Menge auch wieviel an LH und FSH nicht sezerniert, sondern gespeichert werden, wodurch sich ein Speicher aufbaut.

In der frühen Follikelphase wird noch wenig Östrogen von den heranreifenden Follikeln produziert, wodurch FSH und LH größtenteils gespeichert werden. Solange die Östrogenkonzentration eine gewisse Schwelle nicht überschritten hat, wird auch bei ansteigender Sekretion vor allem die Synthese und Speicherung der Gonadotropine gefördert. Zusätzlich hemmen geringe Östrogenkonzentrationen die Sekretion von LH und FSH, um eine frühzeitige Freisetzung zu verhindern.

Je weiter die Follikelreifung fortschreitet, desto mehr sensibilisiert die steigende Östrogenkonzentration den Hypophysenvorderlappen für GnRH, indem vermehrt Rezeptoren in die Membran eingebaut werden. Dadurch werden die GnRH – Signale von Mal zu Mal stärker beantwortet, es wird nicht nur vermehrt FSH und LH ausgeschüttet, sondern immer noch größtenteils gespeichert. Dafür sorgt auch Östrogen, welches der Freisetzung der Gonadotropine weiterhin entgegenwirkt.

In der späten Follikelphase wird immer mehr und immer frequenter GnRH ausgeschüttet, wodurch immer mehr Gonadotropine ausgeschüttet werden und immer mehr davon gleichzeitig gespeichert werden. Gleichzeitig steigt die Östrogenkonzentration im Blut an bis sie einen Schwellenwert erreicht hat, der für eine gewisse Zeit gehalten wird, und somit die hemmende Wirkung auf die LH –

Freisetzung wegfällt. Dadurch, dass sich das System immer weiter aufschaukelt, kommt es schließlich zu einer massiven Ausschüttung von LH, die die Ovulation einleitet.

Die FSH – Sekretion wird allerdings weiterhin durch Östrogen und Inhibin, welches ebenfalls vom Follikel gebildet wird, gehemmt.

Während des Brunstzyklus verändern sich auch die Isoformen von FSH und LH, wodurch sie präovulatorisch eine wesentlich höhere biologische Aktivität haben als noch zu Beginn der GnRH – Ausschüttung.

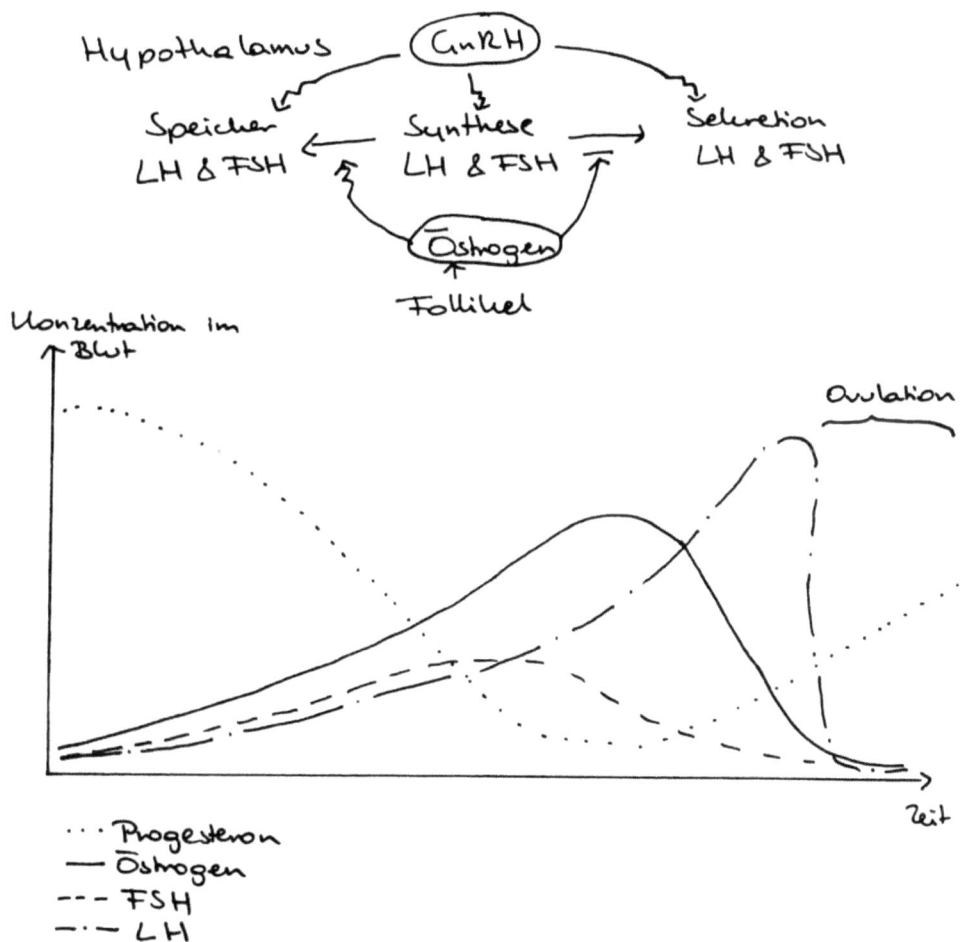

Bei manchen Tierarten, wie Katzen oder Kaninchen, erfolgt keine spontane sondern eine induzierte Ovulation. Dabei wird die Ovulation durch mechanischen Kopulationsreiz an der Vagina oder Cervix ausgelöst, indem sensorische Afferenzen die Reize über das Rückenmark zum Hypothalamus senden, der daraufhin viel und frequent GnRH ausschüttet, was den LH – Peak auslöst.

1.3.2. Wachstum des Follikels

Von der Fetalentwicklung bis zur Pubertät durchlaufen die Follikel wenige Entwicklungsschritte und atresieren anschließend. Mit dem Beginn der Pubertät beginnt dann eine artspezifische Anzahl an Follikel heranzureifen.

Anfänglich wachsen eine große Anzahl von 100 – 300 Eizellen zu Primordialfollikeln heran, indem sie sich vergrößern und die Granulosazellen vermehren. Der Prozess ist nicht mehr umkehrbar. Jede dieser 100 – 300 Eizellen differenziert sich weiter bis es entweder zur Ovulation kommt oder sie atresiert. Da ständig neue Wellen von Follikel in den wachsenden Zustand übertreten, finden sich immer Follikel aus unterschiedlichen Wachstumswellen in einem Ovar. Normalerweise reifen jedoch die nachfolgenden Follikelwellen nur bis zu einem bestimmten Stadium.

Die ersten Teilungen der Granulosazellen verlaufen noch unabhängig von Gonadotropinen und erst wenn die Follikel reaktiv sind für endokrine Steuerung, wird eine kleine Gruppe von 3 – 5 Follikel rekrutiert während die restlichen atresieren. Bis zur Ovulation werden die Follikel weiter selektiert, wobei man unter anderem eine aktive Dominanz kennt, bei der die Follikel versuchen die Entwicklung der anderen negativ zu beeinflussen.

Sobald der Follikel genügend gereift ist, exprimieren seine Granulosazellen FSH – Rezeptoren und seine Theca – interna – Zellen LH – Rezeptoren. LH kann somit über den Second messenger cAMP die Synthese von Androgenen, Androstendion und Testosteron, in den Theca – interna – Zellen stimulieren. Diese werden anschließend in die Granulosazellen transportiert, wo sie durch den Einfluss von FSH mit seinem Second messenger cAMP, welches das Enzym Aromatase aktiviert, zu Östrogen aromatisiert werden. Für die Synthese von Östrogen benötigt der Follikel somit 2 Zellen. Aus diesem Grund wird es als 2 – Kompartiment – Modell der Steroidsynthese im Follikel bezeichnet.

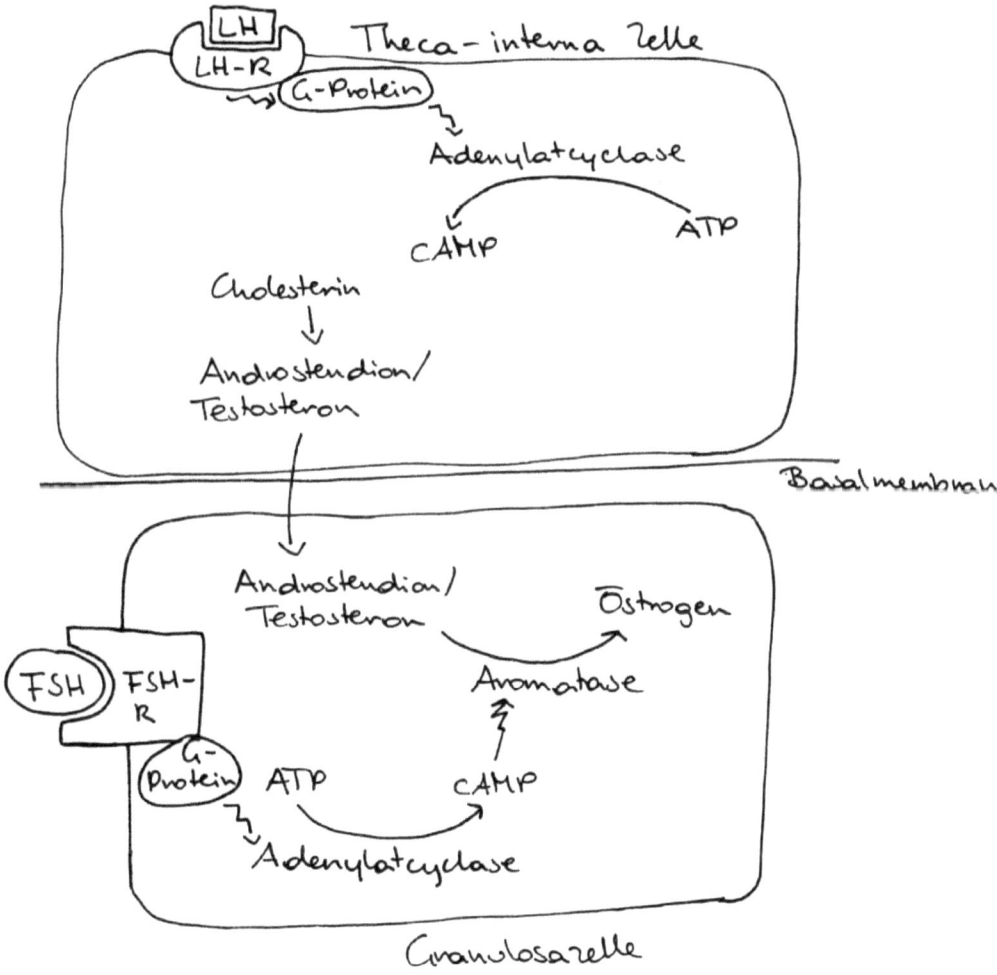

Östrogen wirkt nicht nur über die Blutbahn auf die Ausschüttung der Gonadotropine, sondern auch auf den Follikel selbst. Durch Östrogen wird die Vermehrung der Granulosazellen gefördert, wodurch der Follikel insgesamt mehr FSH – Rezeptoren erhält. Da die Vermehrung der Rezeptoren in den Granulosazellen restriktiert ist, ist dies wichtig, um die geringe FSH – Konzentration im Blut maximal nutzen zu können. Je mehr Östrogen der Follikel also produziert, desto mehr kann er die niedrige FSH – Menge ausnützen, um noch mehr Östrogen zu produzieren. Dieser Prozess schaukelt sich also auf.

Östrogen stimuliert dabei im Follikel nicht nur die Teilung der Granulosazellen und somit sein Wachstum sondern auch das Einsprossen von Blutgefäßen in die Theca interna. Durch die verbesserte Blutzufuhr erhält der östrogenreichste Follikel nun auch mehr FSH als die anderen, was ihm einen Entwicklungsvorteil verschafft.

Durch das Östrogen und das ebenfalls von den Granulosazellen produzierte Inhibin wird die FSH – Ausschüttung konstant niedrig gehalten, wodurch der blutgefäßreichste Follikel ausreichend FSH erhält, die anderen jedoch nicht. Dieser Mechanismus wird als passive Dominanz bezeichnet.

Am Ende der Follikelreifung fördert Östrogen die Expression von LH – Rezeptoren an den Granulosazellen, durch die der Follikel fähig ist auf den LH – Peak zu reagieren, der die Ovulation auslösen soll.

1.3.3. Ovulation und Bildung des Gelbkörpers

Durch den östrogeninduzierten LH – Peak und die Bindung von LH an die Rezeptoren der Granulosa – und Theca – interna – Zellen wird die Ovulation ausgelöst. In der Follikelflüssigkeit steigt die Konzentration von $PGF_{2\alpha}$ und PGE_2 erheblich an, wodurch ein kleiner Bereich an der Follikelwand gefäßfrei und anschließend durch Enzyme angegriffen wird, wodurch sich ein Riss bildet. Durch den Riss gelangt die Eizelle, gemeinsam mit dem Cumulus oophorus in den Eileiter. Zeitgleich sezernieren Granulosazellen Relaxin und lockern damit das Bindegewebe zur Vorbereitung auf die Ovulation. Ein weiterer Effekt des LH – Peaks ist, dass die Granulosazellen daran gehindert werden den Oocyte – inhibiting factor und Luteinizing – inhibiting factors auszuschütten. Durch ersteres kann die Oocyte nach der Ovulation fertig reifen, was auch von Prostaglandin E_2 sowie einigen anderen Growth factors begünstigt wird. Zweiteres ermöglicht, die Luteinisierung.

Die Granulosa – und Theca – interna – Zellen wandeln sich zu den Luteinzellen um und der Follikel wird zum Gelbkörper, dem Corpus luteum. Zuerst löst sich die Basalmembran zwischen den beiden Zellgruppen auf und Blutgefäße sprossen in den dadurch entstandenen Spalt. Die Granulosazellen werden zu großen, die Theca – interna – Zellen zu kleinen Luteinzellen, die vorwiegend Progesteron produzieren. Die großen Luteinzellen synthetisieren außerdem Oxytocin, was bei der Auslösung der Luteolyse eine wichtige Rolle spielt.

In den ersten Tagen nach der Ovulation verläuft die Progesteronsynthese unabhängig von zentralen Steuermechanismen, da der LH – Peak, der die Ovulation ausgelöst hat, stark genug ist, um die Zellen auch dafür genügend zu aktivieren.

Progesteron reduziert die GnRH – Freisetzung auf eine basale Rate, womit auch die FSH – und LH – Sekretion limitiert werden. Dadurch können andere Follikel zwar heranwachsen, allerdings kann es nicht zur Ovulation kommen. Trotzdem ist die geringe LH – Menge ausreichend, um die Progesteronsekretion sicherzustellen. Bei Hunden, Schweinen und Ratten wirkt auch Prolactin stimulierend auf die Luteinzellen.

Ungefähr 2 Wochen nach der Ovulation, genauer gesagt ab Tag 17/18 post ovulationem, schüttet das Endometrium bei ausbleibender Befruchtung PGF$_{2\alpha}$ in die Uterusvenen aus, welche direkten Kontakt mit der Arteria ovarica hat, wodurch PGF$_{2\alpha}$ in die Eileiterarterie gelangt. Somit wird der Körperkreislauf umgangen und die Wirksamkeit gewährleistet, wenn es am Gelbkörper ankommt, da es weder inaktiviert noch stark verdünnt wurde. Durch PGF$_{2\alpha}$ wird die Luteolyse eingeleitet und somit die weitere Hormonproduktion des Gelbkörpers immer weiter eingestellt bis sie schließlich zum Erliegen kommt. Folglich wird es aber auch nur dann ausgeschüttet, wenn die Gebärmutter keine embryonalen Signale erhält.

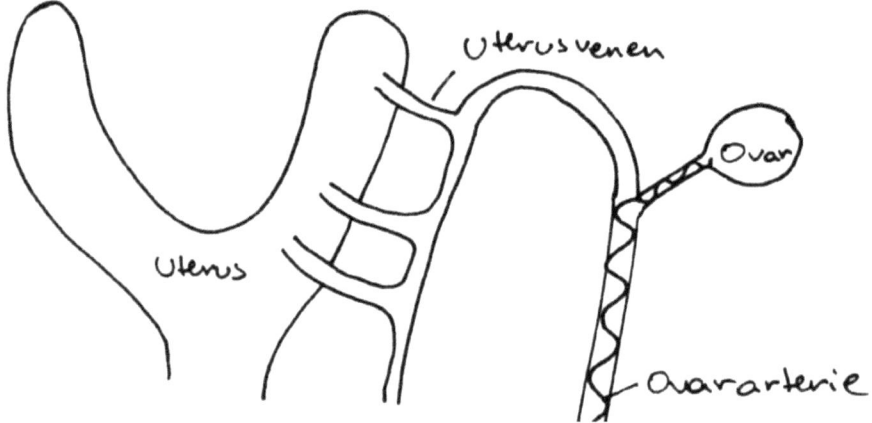

Am Ovar bindet PGF$_{2\alpha}$ an seine PGF$_{2\alpha}$ - Rezeptoren an den großen Luteinzellen und bewirkt eine Verminderung der Progesteron – und eine Erhöhung der Oxytocinausschüttung. Der verringerte Progesteronspiegel im Blut hat eine vermehrte Expression von Oxytocin – Rezeptoren am Endometrium zur Folge. Oxytocin dockt seinerseits an Rezeptoren der Gebärmutter an, wodurch noch mehr PGF$_{2\alpha}$ ausgeschüttet wird. Durch diesen Kreislauf schaukelt sich die Luteolyse selber auf.

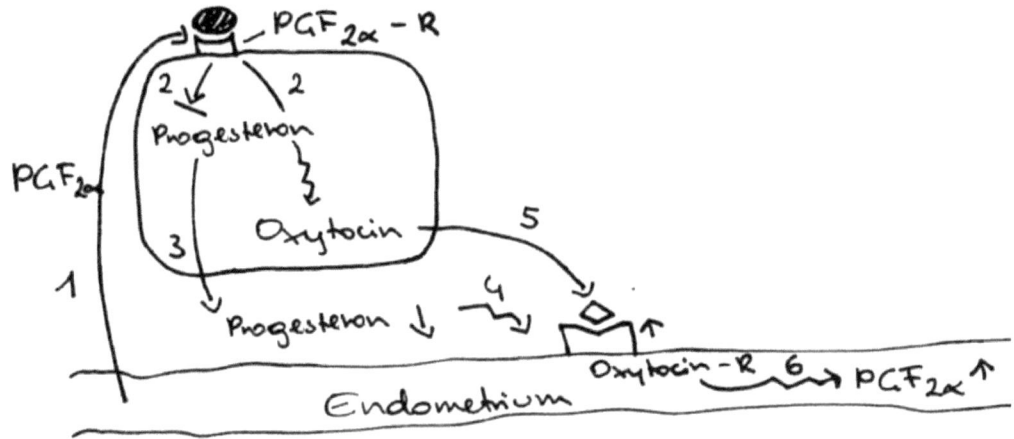

PGF$_{2\alpha}$ hat neben der Hemmung der Progesteronsynthese auch noch vasokonstriktorische Wirkung, wodurch die Blutzufuhr zum Gelbkörper soweit gedrosselt wird, dass die kleinen Luteinzellen in Apoptose gehen.

Die endgültige Luteolyse wird allerdings nicht nur durch den Untergang der kleinen Luteinzellen, sondern auch durch die PGF$_{2\alpha}$ - vermittelte Hemmung der Progesteronsynthese erreicht. Damit endet eine Lutealphase und die nächste Follikelphase mit der Reifung neuer Primordialfollikel kann beginnen.

Die hier beschriebene aktive Luteolyse findet bei Wiederkäuern, Schweinen und Pferden statt. Andere Spezies, wie unsere Hauscarnivoren, haben Gelbkörper mit bestimmter Lebensdauer.

Eine Menstruationsblutung, wie es sie beim Menschen und bei manchen Primaten gibt, kommt bei anderen Säugetieren nicht vor. Sie entsteht daraus, dass durch den Östradiol – aber viel mehr noch den Progesteronentzug die Spiralarterien des Uterus ihr Lumen verengen. Das hat zur Folge, dass durch die Ischämie anschließend Reperfusionsschäden entstehen und es zu Einblutungen in den Uterus kommt. Die Blutungen, welche bei der Hündin im Proöstrus und Östrus vorkommen sind auf die Proliferation des Uterus zurückzufüren und die damit verbundene Diapedesisblutung, den Austritt von Erythrocyten aus den Kapillaren. Durch die geöffnete Cervix kann das blutige Sekret dann in den Vaginalkanal übertreten. Damit hat diese Blutung nichts mit einer Menstruationsblutung zu tun.

Für die Zucht ist es praktisch die Zyklen aller weiblichen Tiere eines Betriebes oder zumindest die innerhalb einer Gruppe zu synchronisieren. Das funktioniert ganz gut entweder durch Einleitung der Luteolyse durch die Gabe von $PGF_{2\alpha}$ oder durch Progesterongabe, welche bei allen Individuen gleichzeitig abgesetzt wird.

1.3.4. Veränderung des Genitaltraktes während des Zyklus

Durch die verschiedenen Hormone verändert sich der weibliche Genitaltrakt im Laufe eines Zyklus, um ihn für die einzelnen Abschnitte optimal vorzubereiten.

Im Proöstrus setzen Verhaltensänderungen ein, die schließlich in der Paarungsbereitschaft enden. Am Ovar findet die Follikelreifung statt, der Tertiärfollikel wird zum Graaf'schen Follikel. Der Uterus proliferiert unter Östrogeneinfluss, wodurch sich die Schleimhaut verdickt und ödematisiert, um sich für eine Gravidität vorzubereiten. Folglich ist das Epithel höher, die Uterindrüsen wachsen im Zuge einer Drüsenhyperplasie und produzieren ein dünnflüssiges Sekret.

Im Östrus sind Vagina und Vulva hyperämisiert und ödematisiert, die Cervix ist leicht geöffnet und die Schleimhaut sezerniert fadenziehenden Schleim. Am Ovar befindet sich ein Graaf'scher Follikel, der gegen Ende des Östrus ovuliert. Im Uterus findet eine weitere Proliferation und Ödematisierung statt.

Im Metöstrus endet die Paarungsbereitschaft, am Ovar beginnt die Lutealphase mit der Bildung des Gelbkörpers nach dem Eisprung und der Uterus zeigt in dieser Phase noch stärkere Sekretion.

Im Anöstrus befindet sich der Gelbkörper in seiner Blüte, ohne Befruchtung kommt es jedoch zur Luteolyse, welche auch mehrere Zyklen dauern kann. Der Uterus zeigt seine maximale Sekretion und Drüsenhyperplasie, um die Implantation der Blastocyste zu gewährleisten. Bleibt eine Befruchtung aus, bilden sich die Uterindrüsen und das Epithel zurück.

1.3.5. Saisonalität

Manche Tiere weisen eine saisonale Fortpflanzungsrhythmik auf, ihre Brunstzyklen verlaufen nur zu bestimmten Jahreszeiten. Man unterscheidet short day breeders, deren Brunst von kalter Umgebungstemperatur und kurzer Tageslänge ausgelöst wird, und long day breeders, die ihren Zyklus bei langer Tagesdauer und warmen Temperaturen haben. Zu den short day breeders gehören beispielsweise Schafe, Ziegen und Hirsche, die eine Trächtigkeitsdauer von ca 5 – 6 Monaten aufweisen. Zu den long day breeders werden zum Beispiel Pferde, mit einer sehr ungenauen Trächtigkeitsdauer von 310 Tagen bis über 1 Jahr, Hamster, mit 16 – 22 Tagen, und Katzen, mit ca 63 Tagen Trächtigkeitsdauer, gezählt. Hauskatzen halten sich durch die mehr oder weniger konstanten Bedingungen innerhalb einer Wohnung oder eines Hauses nicht unbedingt an die Jahreszeit.

Der Grund dafür ist, dass die Tageslichtlänge über die Photorezeptoren in der Retina wahrgenommen wird. Diese leiten die Reize über die Epiphyse zu suprachiasmatischen Kernen im Hypothalamus, von wo aus sie zu einem Cervicalganglion gesendet werden. Durch den Sympathicus werden die Zellen der Glandula pinealis, der Epiphyse, erregt, welche auf den Reiz hin Melatonin ausschütten.

Die Photorezeptoren feuern nur dann Signale, wenn Dunkelheit herrscht, weshalb während den langen Tagen im Sommer weniger Melatonin ausgeschüttet wird als im Herbst, wo die Tage kürzer werden.

Während nun bei einem short day breeder der erhöhte Melatoningehalt die GnRH – Ausschüttung im Hypothalamus anregt, somit der Hypophysenvorderlappen mehr LH und FSH freisetzt, worauf die Ovarien mit einer neuen Follikelwelle reagieren, verhält es sich bei einem long day breeder genau umgekehrt. Hier sorgt ein verringerter Melatoningehalt, ausgelöst durch zunehmende Tageslichtlänge, für die vermehrte Ausschüttung von GnRH durch den Hypothalamus und somit für das Wiederanlaufen der Fortpflanzungsaktivität.

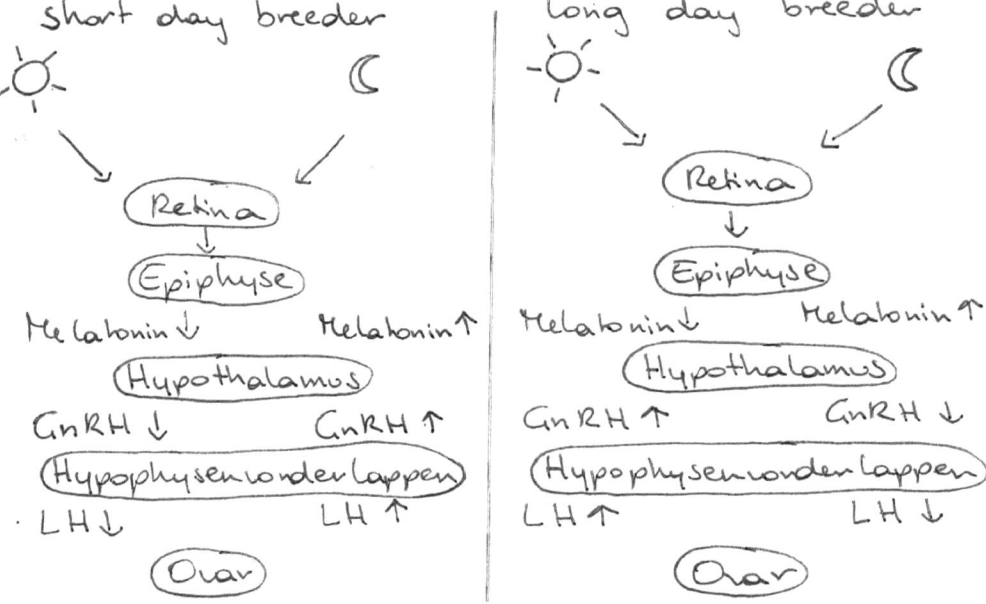

Da jedoch sowohl im Frühjahr als auch im Herbst irgendwann ein Tag kommt an dem es für 12 Stunden hell ist, würde nun rein theoretisch für sowohl long – als auch short day breeder das Signal für vermehrte GnRH – Produktion im Hypothalamus ankommen. Jedoch bemerkt das Gehirn nicht nur die

Tageslichtlänge, sondern merkt sich auch die Tageslichtlängen der vorangegangenen Tage und kann somit schlussfolgern, ob die Tage gerade „länger" oder „kürzer" werden.

Des Weiteren ist eine gewisse genetische Komponente gegeben, die einen Rhythmus von ungefähr 12 Monaten vorgibt, und bei wenig domestizierten Arten bzw. auch Rassen stärker wirkt als bei stark domestizierten. Somit behalten diese Tiere auch dann ihren Rhythmus, wenn sie in Länder importiert werden, welche keine Jahreszeiten haben. Nach Jahrzehnten in diesem Land ist der Rhythmus zwar vielleicht innerhalb einer Tiergruppe verschoben, sprich: Tier A beginnt seinen Zyklus im Jänner, Tier B im Juli, Tier C im November, jedoch behalten die Tiere selber ihren 12 Monate – Rhythmus bei.

Der Sinn dahinter ist die unterschiedliche Trächtigkeitsdauer, sodass die Jungtiere immer im Frühling oder Sommer geboren werden, wo ausreichend Futter für die Laktation zur Verfügung steht. Manche Tiere, wie beispielsweise Rehe, Dachse, Braunbären und Fischotter, haben aus demselben Grund auch mit einer sogenannten „Eiruhe", also einer Zeit, in welcher der Embryo einen Entwicklungsstop einlegt.

1.3.6. Zyklussynchronisation

Um das Management in der Tierhaltung zu erleichtern, hat es sich durchgesetzt den Östrus einer Tiergruppe zu synchronisieren. Entweder wird durch Gabe von Progesteron über einen längeren Zeitraum die Gelbkörperphase zu verlängert und anschließenden durch den Entzug die Follikelreifung synchronisiert oder es wird durch $PGF_{2\alpha}$ - Verabreichung eine Luteolyse erwirkt, damit die neue Follikelreifung bei allen Tieren gleichzeitig beginnt.

Bei Stuten ist die Synchronisierung nicht ganz so einfach, da die Rossedauer ausgesprochen variabel ist und sie noch dazu neigen persistierende Gelbkörper zu entwickeln. $PGF_{2\alpha}$ sorgt zwar für gleichzeitigen Rossebeginn, allerdings nicht für gleichzeitige Ovulationen

1.4. Gravidität

Die Trächtigkeit ist die Zeitspanne von der Befruchtung der Eizelle bis zur Geburt und dauert tierartspezifisch unterschiedlich lang, bei Schweinen beispielsweise 3 Monate, 3 Wochen und 3 Tage, entspricht insgesamt 114 Tagen.

Die Nidation, die zelluläre Kontaktaufnahme des Embryos mit dem Endometrium und somit der Mutter, erfolgt im Schnitt 16 – 18 Tage nach der Ovulation. Da der Uterus jedoch bereits einige Tage früher, nämlich an Tag 14 – 16 die Luteolyse einleiten würde, ist die wichtigste Aufgabe des Embryos eben das zu verhindern, um überleben zu können. Die Signale, welche von den Embryonen gesendet werden, sind dabei tierartlich unterschiedlich.

Der Schafsembryo schüttet zwischen Tag 12 und 16 nach der Konzeption ovines Trophoblastin aus, auch IFN - τ, Trophoblast – Interferon oder Trophoblast – Protein 1 genannt. Es verhindert, dass die Oxytocinrezeptoren im Endometrium nicht – oder zumindest nur in weitaus geringerer Anzahl – exprimiert werden, wodurch die pulsatile Freisetzung von $PGF_{2\alpha}$ gehemmt wird und infolge dessen natürlich auch keine Luteolyse stattfinden kann. Des Weiteren stimuliert IFN - τ auch das Wachstum des Embryos und die Synthese von speziellen Cytokinen wodurch es zur Immunmodulation kommt, welche die Abstoßung des Embryos durch das Muttertier verhindern soll.

Bei Rind und Ziege schüttet der Embryo ebenfalls ein Protein aus der Throphoblastfamilie aus, nämlich das bovine bzw. caprine Trophoblastin, mit derselben Wirkung wie das des Schafes.

Beim Schwein hat der Embryo eine andere Überlebensstrategie entwickelt. Statt die Synthese von $PGF_{2\alpha}$ zu hemmen, leitet er die Ausschüttung ins Uteruslumen, wo es keinerlei Wirkung hat. Dafür produziert er ab dem 10. – 12. Tag post ovulationem selbst Östrogen, was das $PGF_{2\alpha}$ von der Uterusvene in die Uterusarterie umleitet. Dieses Signal ist jedoch nur stark genug, wenn es von mindestens 4 Embryonen gesendet wird. Sollten beispielsweise also nur 3 Eizellen befruchtet worden sein oder in der Lage sein Östrogen zu bilden kommt es zur Luteolyse und somit zum Abbruch der Frühträchtigkeit.

Bei Carnivoren gibt es vermutlich kein frühes embryonales Signal, da der Gelbkörper – egal ob eine Gravidität vorliegt oder nicht – ohnehin gleich lang überlebt. Es bildet sich in jedem Fall nach der Ovulation eine Pseudogravidität aus. Bei Hunden bleibt das Corpus luteum pseudograviditatis die gesamten 60 – 66 Tage der Trächtigkeit oder Scheinträchtigkeit bestehen, bei Katzen jedoch nur bis zum 40. Tag. Danach übernimmt bei graviden Tieren die Placenta die Synthese von Progesteron. Eventuell wirkt bei ihnen auch Relaxin, welches ab dem 20. Tag von der Placenta gebildet wird.

Bei Pferden konnte das embryonale Signal bisher nicht eindeutig identifiziert werden. Manche Quellen gehen davon aus, dass die embryonalen Sekrete die Synthese und Sekretion von $PGF_{2\alpha}$ im Uterus verhindern. Andere wiederum meinen, dass der Embryo durch mechanischen Kontakt die Expression der Oxytocinrezeptoren am Uterus verhindert. Dafür rollt er einige Tage lang an der Uteruswand entlang und setzt somit das antiluteolytische Signal am gesamten Endometrium frei. Das würde erklären warum es möglich – wenn auch leicht bedenklich – ist, einer Stute während der Rosse Murmeln in die Gebärmutter zu legen, um für einige Zeit ohne weitere Behandlungen und ohne, dass die Murmeln Stoffe sezernieren, eine weitere Rosse zu verhindern. Fraglich dabei ist vor allem ob und wie man die Murmeln wieder aus dem Uterus bekommt, wobei sich vermutlich Uterusspülungen am ehesten eignen. Fakt ist, dass der Pferdeembryo nach einigen Tagen Wanderung im Uterus sich um den 17. Tag post ovulationem in der Gebärmutter einnistet und somit ortsstabil bleibt.

Um die Gravidität zu erhalten übernimmt anfänglich das Corpus luteum die Progesteronsynthese. Anschließend wird die Synthese jeweils zu Teilen und abhängig von dem Trächtigkeitsstadium von der Mutter, der Placenta oder dem Fetus übernommen. Bei Rindern, Ziegen, Schweinen und Hunden wird Progesteron in ausreichendem Maße bis zu Geburt nur vom Trächtigkeitsgelbkörper gebildet. Hunde haben sogar die besondere Situation, dass das Corpus luteum immer gleich lang bestehen bleibt, egal ob eine Befruchtung erfolgt ist oder nicht. Somit entspricht bei ihnen das Corpus luteum cyclicum dem Corpus luteum graviditatis und in beiden Fällen bildet sich der Gelbkörper selbstständig und ohne luteolytischem Signal zurück. Bei Pferden, Katzen und Schafen synthetisiert auch die Placenta das Gestagen und kann ab einem gewissen Stadium auch ohne den Gelbkörper die Gravidität sicherstellen.

Die Synthese erfolgt jedoch nicht in einem Organ alleine, sondern teilt sich auf. Bei Tierarten, bei denen die Progesteronsynthese auch maßgeblich von der Placenta übernommen wird und auch beim Menschen, ist diese Zusammenarbeit besonders wichtig. Die Placenta ist nämlich nicht fähig aus Acetat Cholesterin zu bilden, wodurch sie den maternalen Organismus dafür benötigt. Aus Cholesterin bildet sie dann Pregnenolon und daraus Progesteron, welches sie sowohl dem Fetus als auch der Mutter zur Verfügung stellt.

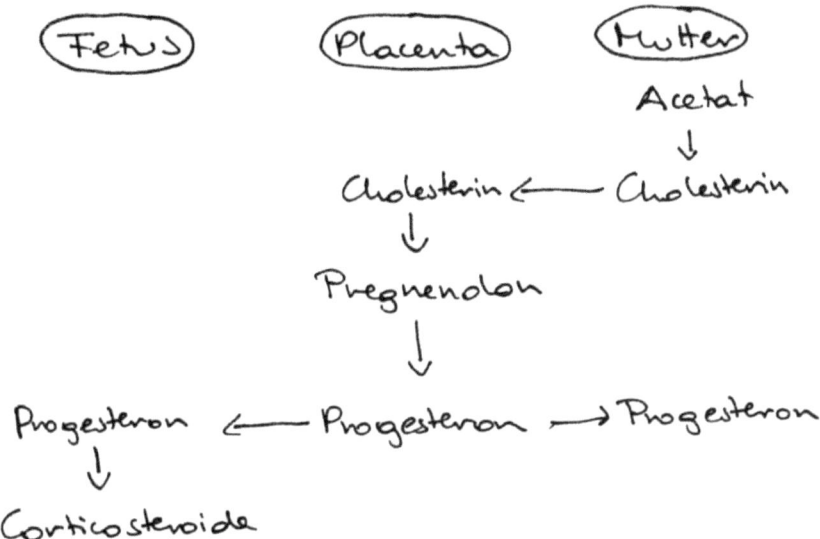

Das Gestagen Progesteron ist für die Gravidität notwendig, weil es die Sekretion der Uterindrüsen fördert, dagegen jedoch dafür sorgt, dass die Anzahl an Gap junctions zwischen den Muskelzellen des Myometriums abnimmt, genauso wie die Calciumkanäle und die Oxytocinrezeptoren. Letztere 3 Funktionen dienen der Verminderung der Erregbarkeit des Myometriums und werden als Progesteronblock bezeichnet. Fällt die Progesteronproduktion aus oder werden Anti – Gestagene gegeben, kommt es in jedem Stadium der Gravidität zum Abort.

Ein weiteres wichtiges Hormon ist Östrogen. Es ist für die Implantation, die Entwicklung der Milchdrüse, bei der Geburt und für den Beginn der Laktation entscheidend. Da die Placenta jedoch nicht über die nötige Enzymausstattung verfügt, um Progesteron zu Androgenen umzuwandeln, nimmt sie in frühen Stadien der Trächtigkeit Androgene aus dem maternalen Blutstrom, danach reichen die Mengen nicht mehr aus und sie transferiert die Vorstufe Pregnenolon in den Fetus, der in seiner Nebennierenrinde daraus Dehydroepiandrosteron (DHEA) herstellt.

Dieses gelangt anschließend wieder zur Placenta, wo es über die Androgene Androstendion und Testosteron zu Östrogen umgebaut wird.

Die Zusammenarbeit von Fetus und Placenta bei der Hormonsynthese zur Aufrechterhaltung der Trächtigkeit hat ihnen den Namen „Fetoplacentäre Einheit" eingebracht.

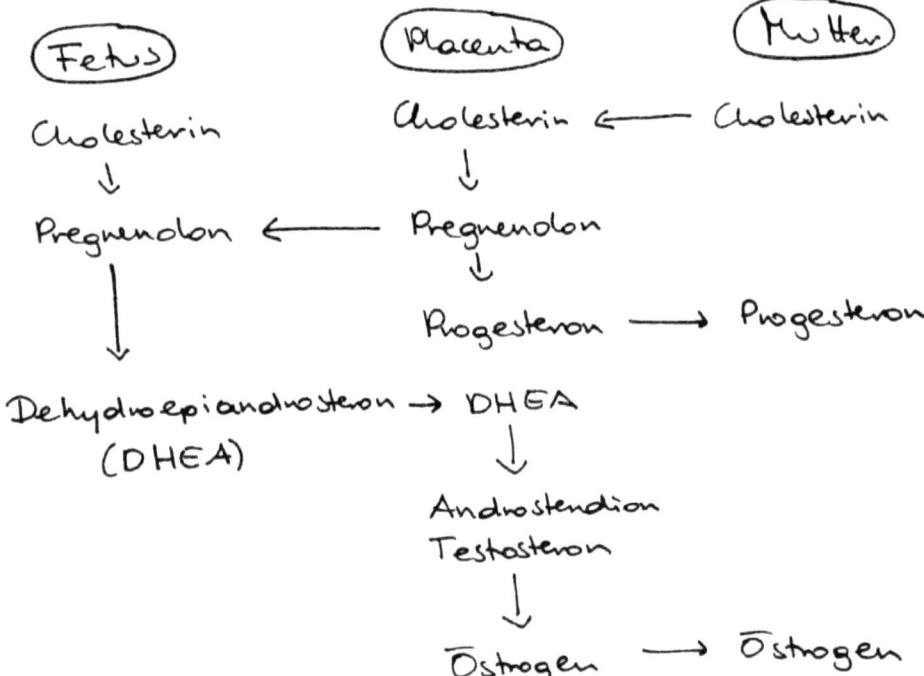

Pferdefeten haben eine weitere Besonderheit: Sie synthetisieren vom 35. bis zum 120. – 150. Tag der Trächtigkeit das equine Choriongonadotropin (eCG). Es hat die Aufgabe die Ausbildung eines akzessorischen Gelbkörpers zu unterstützen, genauso wie die Implantation.

Placentastoffwechsel

Die Placenta transportiert Stoffe vom Muttertier zum Fetus, Metabolite vom Fetus zur Mutter, synthetisiert Hormone und Enzyme und ist für die Thermoregulation verantwortlich.

Gase und Wasser können entlang des Gradienten durch die Placenta diffundieren, für Glucose und Aminosäuren gibt es Carrier. Ionen, wie Na^+, K^+ und Ca^{2+}, können über Ionenpumpen die Placenta durchqueren. Proteine und Lipide können jedoch nicht durchtreten, weshalb die Placenta sie in niedermolekulare Stoffe spaltet und so zum Fetus schleust. Im Fetus werden sie anschließend wieder aufgebaut. Eine Ausnahme bildet die hämochoriale und die endotheliochoriale Placenta dar, erstere bei Menschen und Mäusen, letztere bei Hunden und Katzen zu finden. Bei diesen beiden Typen können Immunglobuline von der Mutter auf den Fetus gelangen.

1.5. Geburt

Während der Trächtigkeit bewirkt Progesteron eine Ruhigstellung der Uterusmuskulatur, was als Progesteronblock bezeichnet wird. Dadurch lässt sich die Gebärmutter von dem wachsenden Fetus ausdehnen. Der Mechanismus funktioniert über die Herabsetzung der elektrischen Leitfähigkeit der Myometriumzellmembran und somit der Blockade der Reizweiterleitung.

Gegen Ende der Gravidität sinkt die Progesteronkonzentration im Blut wohingegen die Östrogenkonzentration zunimmt. Dadurch werden vermehrt Actin und Myosin in der Muskulatur produziert und die Anzahl der Ca^{2+} - Kanäle nimmt zu. Außerdem erhöht sich auch die Anzahl der Gap junctions zwischen den glatten Muskelzellen wieder. Somit wird die Antwortbereitschaft des Myometriums auf Kontraktionsreize wieder hergestellt.

Die Geburt wird vom Fetus eingeleitet, wobei die genauen Mechanismen, wie es dazu kommt, noch nicht ausreichend geklärt sind. Fest steht, dass beispielsweise beim Schaf der Fetus ca 10 Tage vor der Geburt die Synthese von ACTH im Hypothalamus hochfährt. Die Nebennierenrinde des Fetus reagiert darauf indem sie vermehrt Cortisol ausschüttet, worauf die Placenta mit einer Aktivitätssteigerung der 17α - Hydroxylase reagiert. Dieses Enzym baut Progesteron in ein Zwischenprodukt um, welches zu Östrogen umgewandelt werden kann. Daher beruht die verminderte Progesteronkonzentration im maternalen Blutkreislauf nicht auf reduzierter Synthese, sondern auf enzymatischer Metabolisierung.

Durch die Umwandlung von Progesteron wird Östrogen vermehrt produziert. Östrogen stimuliert die Synthese und Ausschüttung von $PGF_{2\alpha}$ über die Aktivierung der Phospholipase A_2 und somit die Luteolyse und sensibilisiert das Myometrium für Oxytocin. Die Luteolyse hat als Konsequenz, dass der Progesteronblock aufgehoben wird.

Während der Geburt unterscheidet man das Vorbereitungs -, Öffnungs -, Austreibungs – und Nachgeburtsstadium.

Die Zellen des weiblichen Genitaltrakts sezernieren unter dem steigenden Östrogeneinfluss einen dünnflüssigen Schleim, der den Geburtskanal gleitfähig macht. Des Weiteren wird der Schleimpropf, der die Cervix verschließt, aufgelöst. Vom Ovar (Rind, Schwein) oder von der Placenta (Pferd, Schaf, Katze) wird Relaxin ausgeschüttet, wodurch das Bindegewebe der Cervix aufgelockert und die Beckenbänder elastischer werden.

Die ersten Wehen sind spontan auftretend und treiben den Fetus in den inneren Muttermund, wodurch dort Mechanorezeptoren erregt werden, die über einen Reflexbogen die Ausschüttung von Oxytocin aus dem Hypophysenhinterlappen zur

Folge haben. Dieser Mechanismus wird als der Ferguson – Reflex bezeichnet. Je stärker der Druck des Fetus gegen die Rezeptoren ist, desto mehr Oxytocin wird ausgeschüttet und die Wehenstärke erhöht.

Wenn der Fetus die Vagina erreicht wird durch Mechanorezeptoren im dorsalen Scheidendach die Bauchpresse ausgelöst, welche die Austreibungsphase aktiv unterstützt.

Sobald die Frucht ausgetrieben ist, wird die Nachgeburtsphase eingeleitet, während der sich die Placenta von der Gebärmutter ablöst und ebenfalls ausgetrieben wird.

1.6. Perinatale Umstellung des fetalen Kreislaufsystems

Während der Trächtigkeit übernimmt die Mutter den Gasaustausch und schickt sauerstoffreiches Blut über die Vena umbilicalis zum Fetus. Ein Teil davon wird direkt in die Leber geleitet, vermischt sich danach wieder mit dem restlichen von der Placenta kommendem Blut und mit Blut, das die untere Körperhälfte versorgt hat anstatt über die Arteria umbilicalis zurück zur Mutter zu gehen. Damit entsteht Mischblut, welches durch die Vena cava caudalis in den rechten Vorhof gelangt und dort zum Großteil direkt über das Foramen ovale in den linken Vorhof strömt. Das restliche Blut gelangt über den rechten Ventrikel in die Arteria pulmonalis. Da hier der Druck mangels Entfaltung der Lunge noch sehr hoch ist, nehmen 75 % des Blutes aus der Arteria pulmonalis die Abkürzung über den Ductus arteriosus Botalli und gelangen so in die Aorta. Die restlichen 25 % versorgen die Lunge und fließen den üblichen Weg über die Venae pulmonales zurück in das linke Herz und dann in die Aorta. Diese transportiert das Mischblut zu den Organen, gibt jedoch gleich einen Teil an die Arteria umbilicalis ab, wodurch wieder Blut über die Placenta auf die Mutterseite wechselt. Die beiden Ventrikel sind somit praepartal parallel geschaltet.

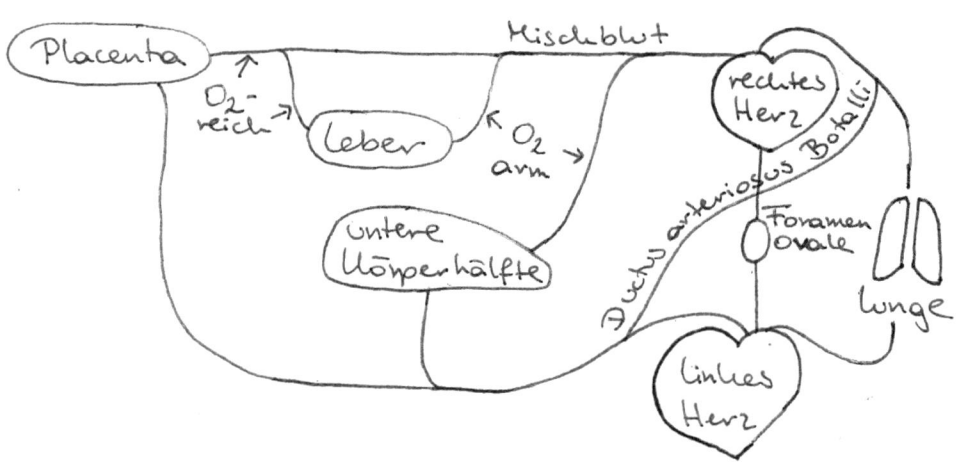

Während der Geburt kommt es zuerst zu einer Kompression der Blutgefäße des Uterus durch die Uterusmuskulatur selbst und somit zu einer Tonussteigerung. Aus diesem Grund nimmt auch der periphere Widerstand zu, was das Blut im Fetus leicht zurückstauen und somit den Aortendruck steigen lässt. Eine weitere Folge der verminderten Placentadurchblutung ist, dass der Fetus einen Sauerstoffmangel und CO_2 - Überschuss hat. Vor allem letzterer wird anhand des gesteigerten CO_2 - Partialdruck von Chemorezeptoren gemessen, welche in Folge dafür sorgen, dass die Lungenatmung einsetzt und sich diese auch entfalten. Sollte die Geburt verschleppt sein, atmet der Fetus infolge des CO_2 - Überschusses Fruchtwasser ein und kann auch daran ersticken.

Mit dem ersten Atemzug und der Entfaltung der Lunge sinkt der Strömungswiderstand im Lungenkreislauf derart, dass es zu einer

Strömungsumkehr im Ductus arteriosus Botalli kommt. Somit strömt Blut aus der Aorta über den Ductus in die Arteria pulmonalis.

Das gleiche passiert im Prinzip im Herzen. Da dreht sich auch das Druckverhältnis der Atrien um, weil die Blutversorgung der Placenta zum Erliegen kommt. Somit sinkt der Druck im rechten Vorhof gleichzeitig steigt der im linken durch den Blutfluss aus der Lunge. Als Folge deckt eine Klappe im linken Atrium das Foramen ovale ab und wächst an, sodass es dauerhaft geschlossen bleibt.

Die letzte Umstellung erfolgt im Ductus arteriosus Botalli, welcher sich durch Kontraktion seiner glatten Muskulatur langsam verengt und so schlussendlich auch verschließt. Dieser Vorgang sollte innerhalb von 1 – 2 Tagen funktionell fertig und innerhalb von mehreren Wochen vollständig abgeschlossen sein.

2. Männliche Säugetiere

Die Steuerung der Gonaden erfolgt über ein hierarchisches System mit dem Hypothalamus an der Spitze, gefolgt von der Hypophyse. Die unterste Ebene bilden die Hoden. Dieses System wird oft als Hypothalamus – Hypophysen – Gonaden – Achse bezeichnet.

Das Hodenparenchym besteht aus den Tubuli seminiferi, den Samenkanälchen, und den Leydigzellen, die zwischen den Kanälchen liegen. Das Epithel der Tubuli wird von Sertolizellen und Spermatogonien, Spermatocyten und Spermatiden gebildet. Die Sertolizellen ernähren und stützen die Gameten, während die Leydigzellen Androgene produzieren, gemeinsam mit einer gewissen Menge an Östrogenen.

2.1. Reproduktionshormone

1. GnRH

Das Gonadotropin – Releasing – Hormone wird im Hypothalamus gebildet und stimuliert im Hypophysenvorderlappen die Synthese und Sekretion von LH und FSH. Es wird pulsatil ausgeschüttet und die Sekretion kann sowohl von endogenen als auch exogenen Reizen beeinflusst werden. Der Ernährungszustand, psychische sowie physische Belastung, der soziale Status innerhalb einer Gruppe, aber auch die Tageslichtlänge oder das Klima können darauf Einfluss nehmen.

2. Gonadotropine

LH und FSH werden im Hypophysenvorderlappen gebildet und regulieren die Hodenfunktion. Während LH ständig gespeichert und nur durch die pulsatile Ausschüttung von GnRH ebenfalls pulsatil sezerniert wird, ist die FSH – Sekretion unabhängig von den GnRH – Pulsen und damit kontinuierlich. Die Synthese wird zwar von GnRH aktiviert, die Freisetzung allerdings erfolgt weitgehend unbeeinflusst.

LH stimuliert die Synthese und Sekretion von Androgenen in den Leydigzellen. FSH stimuliert die Spermatogenese indem es die Sertolizellen aktiviert. Einerseits wirkt FSH direkt auf die Reifung der Samenzellen, andererseits sorgt es dafür, dass die Sertolizellen ebenfalls Stoffe mit parakriner oder autokriner Wirkung produzieren. Beispielsweise wird unter FSH – Einfluss Inhibin produziert, welches parakrin auf die verschiedenen Stadien der Spermienreifung einwirkt und außerdem endokrin in der Hypophyse die FSH – Ausschüttung hemmt. Dadurch entsteht ein negativer Feedbackmechanismus gegen übertriebene Hodenfunktion.

Leydig – und Sertolizellen können sich gegenseitig beeinflussen und produzieren für die Kommunikation untereinander eine Reihe Faktoren, welche parakrin wirken sollen. Dazu gehören beispielsweise Wachstumsfaktoren, Inhibin, Vasopressin, Oxytocin, endogene Opioide oder Activin.

3. Steroidhormone

In den Leydigzellen werden Androgene, vor allem Testosteron, und je nach Spezies auch unterschiedliche Mengen an Östrogen produziert. Das dafür nötige Cholesterin wird zum Teil in den Leydigzellen selbst aus Acetat gebildet, zum Teil wird es auch aus dem Blutstrom genommen. Daraus wird über Pregnenolon hauptsächlich Testosteron hergestellt, es entstehen aber auch andere Androgene. Die Synthese wird durch LH gefördert, indem es an Rezeptoren in der Zellmembran andockt und cAMP als Second messenger aktiviert. Dieses fördert die Genexpression, aktiviert Enzyme und hebt die Effizienz der intrazellulären Cholesterin - Transportmechanismen. Testosteron und die anderen Androgene gelangen schlussendlich von den Leydigzellen in die Blutbahn, letztere werden in Schweißdrüsen zu Pheromonen umgebaut.

In den Zielorganen wird Testosteron durch die 5α - Reduktase zu seiner aktiveren Form 5α - Dihydrotestosteron umgewandelt. Beide binden an denselben Rezeptor im Zellkern, allerdings ist die Affinität des Dihydrotestosterons für ihn höher. Testosteron kann allerdings auch durch die Aromatase zu Östradiol – 17β umgebaut werden, was dann an andere Rezeptoren bindet.

Androgene bewirken über einen negativen Feedbackmechanismus die verminderte Ausschüttung von GnRH aus dem Hypothalamus und somit auch seine eigene Produktion. Intratesticulär fördert Testosteron die Spermatogenese indem es auf die Sertolizellen einwirkt, im Nebenhoden wird Testosteron für die Reifung der Spermien von Sertolizellen zu Dihydrotestosteron umgebaut und in die Tubuli abgegeben.

Eine weitere Aufgabe der Androgene ist die Ausbildung der Geschlechtsorgane und der sekundären Geschlechtsmerkmale in der Pubertät und hat Effekte auf Muskulatur, Hautfunktion und Knochenbau. Daneben sind Androgene für die Ausbildung typischer Verhaltensmuster zuständig, welche beispielsweise für aggressives Verhalten gegenüber männlicher Artgenossen oder für Paarungsverhalten.

2.2. Spermatogenese

Die Spermatogenese ist die Entwicklung von diploiden männlichen Keimzellen zu haploiden Spermatozoen mittels Meiose. Dabei sind die Keimzellen die einzigen Zellen des gesamten Körpers, welche diese Art von Teilung durchführen können. Durch die Meiose kommt es zu einer komplett neuen Kombination des Erbmaterials, indem aufgrund von Crossing over bestimmte Abschnitte zwischen homologen Chromosomen ausgetauscht und anschließend diese auf je eine Keimzelle aufgeteilt werden.

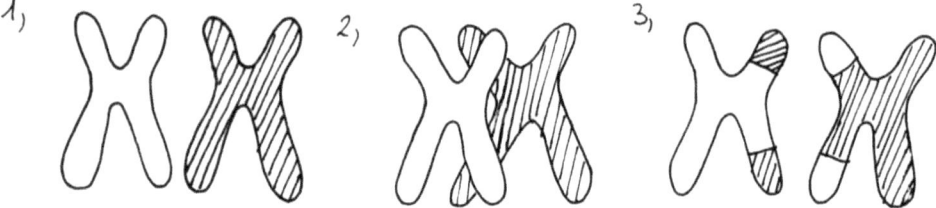

Während der embryonalen Entwicklung teilen sich die Primordialkeimzellen mehrere Male und differenzieren zu Spermatogonien. Bis zur Pubertät bleiben die Keimzellen in diesem Stadium, bis durch die Synthese der Gonadotropine und des Testosterons der Meioseblock aufgehoben und die Spermatogenese fortgesetzt wird.

Zunächst teilen sich die Spermatogonien mitotisch, ein Teil davon bleibt in diesem Stadium, um die Stammzellpopulation zu bilden und sich immer wieder zu teilen, ein anderer Teil entwickelt sich zu primären Spermatocyten weiter. Durch den ersten Teil der Meiose werden sie zu sekundären Spermatocyten mit nur noch einem homologen Chromosom, welches aber noch immer aus 2 Chromatiden besteht. Die sekundäre Spermatocyte hat also bereits einen haploiden Chromosomensatz. Im direkt anschließenden zweiten Teil der Meiose entstehen dann Spermatiden, die jeweils nur eine Chromatide enthalten.

Die Spermatiden differenzieren sich in der Spermiogenese zu fertigen Spermien. Sobald diese fertig sind, werden sie bei der Spermiation aus dem Keimepithel entlassen.

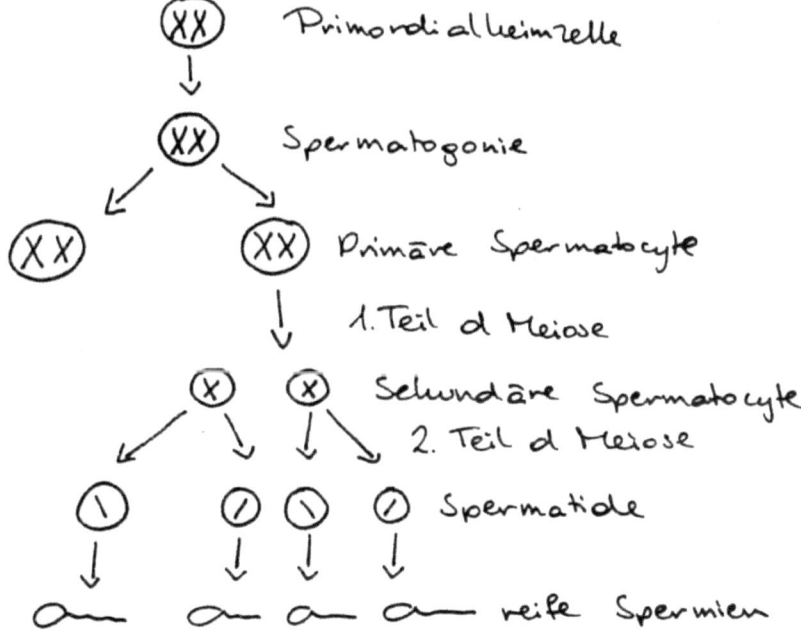

Während der Spermatogenese bleiben die Keimzellen durch Cytoplasmabrücken verbunden. Das hat den Sinn, dass sämtliche Zellen mit allem, was sie benötigen, versorgt werden. Wichtig ist das vor allem für haploide

Spermatiden mit Y – Chromosom. Diesen fehlen nämlich einige Gene, welche nur auf dem X – Chromosom vorhanden sind.

Abgesehen von Walen oder Elefanten benötigt die Spermatogenese von Säugetieren eine niedrigere Temperatur als die Körpertemperatur. Deshalb liegt der Hoden auch außerhalb der Bauchhöhle.

2.3. Spermiogenese

Die Spermiogenese beschreibt den Differenzierungsprozess der Spermatiden zu Spermatozoen. Sie umfasst die Golgiphase, die Kappenphase, die Akrosomphase und die Reifephase.

1. Golgiphase

Während dieser Phase verschmelzen die Vesikel des Golgi – Apparats zur akrosomalen Vacuole, die anschließend an die Kernmembran andockt. Die Centriolen wandern zur gegenüberliegenden Seite des Kernes, eines wächst an die Kernmembran an, das andere differenziert sich zum Axonema, welches den Spermatozoenschwanz bilden wird.

2. Kappenphase

Während der Kappenphase beginnt sich die akrosomale Vacuole über den Kern im cranialen Abschnitt zu ziehen.

3. Akrosomphase

In dieser Phase verdichtet sich der Kern zunehmend, indem Histone gegen Protamine ausgetauscht werden und die Zelle wird länger. Die Geisel wird ausgebildet und die Mitochondrien lagern sich im Mittelstück zusammen.

4. Reifephase

Das überflüssige Cytoplasma wird als Residualkörper abgeschnürt, welcher von einer Sertolizelle abgebaut wird. Nach Abschluss der Reifephase erfolgt die Spermiation, die Freisetzung der fertigen Spermatozoen in den Nebenhoden, wo sie bis zu 2 Wochen lang reifen müssen, um befruchtungsfähig zu werden.

2.4. Sertolizellen

Die Sertolizellen umschließen während der Spermatogenese die Keimzellen und sind für diese lebensnotwendig. Sie übertragen hormonale Stimuli auf die Keimzellen, da diese über keine Androgenrezeptoren verfügen und bis auf die Spermatogonien auch keine für FSH haben. Unter der Einwirkung von FSH und Testosteron synthetisieren Sertolizellen Faktoren, ohne die die Spermatogenese nicht ablaufen kann. Die Keimzellen produzieren ihrerseits Faktoren, welche auf die Sertoli – aber auch auf die Leydigzellen wirken sollen, um die Bedingungen für die Spermatogenese so optimal wie möglich zu gestalten.

Des Weiteren erhalten sie das Milieu, sorgen für den Transport der Keimzellen in Richtung des Tubuluslumens und bilden die Blut – Hoden – Schranke, welche die Keimzellen vor dem eigenen Immunsystem und schädlichen Stoffen schützt. Zu Beginn der Pubertät bilden die Sertolizellen eine Schranke aus Zonulae occludentes und tight junctions, da die haploiden Keimzellen über Oberflächenproteine verfügen, welche als körperfremd erkannt werden würden.

2.5. Spermienreifung

Spermien sind anatomisch gesehen bereits komplett, wenn sie das Keimepithel verlassen, um jedoch auch ihrer Aufgabe nachkommen zu können, reifen sie während des Transports durch den Nebenhoden. Vor dieser Reifung sind sie weder bewegungsfähig noch befruchtungsfähig, da sie die Eizelle nicht erkennen und auch weder an der Zona pellucida andocken noch die Akrosomreaktion durchführen können, bei der die Enzyme des Akrosoms freigesetzt werden, um die Zona zu durchdringen.

Der Kopf wird im oberen Drittel, bei manchen Tieren auch bis zur Hälfte, vom Akrosom umschlossen, welches mit proteolytischen Enzymen, zum Beispiel Akrosin, gefüllt ist. Im Mittelteil befinden sich Mitochondrien, die für die Energieversorgung und somit für die Fortbewegung mittels Geisel zuständig sind.

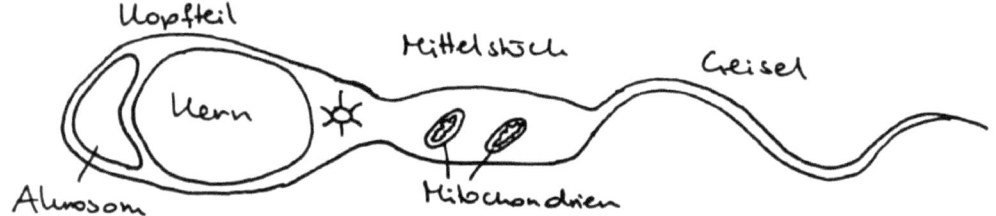

Durch den Sekretionsfluss und die Peristaltik der Hodenkanälchen gelangen die Spermatozoen in den Nebenhoden, welcher nicht nur für die Spermienreifung und den – transport verantwortlich ist, sondern auch vor allem im Bereich des Nebenhodenschwanzes als Spermienspeicher dient. Der Transport durch den Nebenhoden benötigt ca 10 – 14 Tage, wodurch es nötig ist, dass Sertolizellen, die ebenfalls die Hodentubuli verlassen, für die Ernährung der Spermien sorgen. Dafür produzieren sie unter Einfluss von FSH und Testosteron Flüssigkeit, die durch Sekretion und Resorption von den Nebenhodenepithelzellen verändert wird. Die epididymale Flüssigkeit enthält vor allem Proteine, Lipide und Dihydrotestosteron, welches für die Reifung essentiell ist. Um die Spermatozoen auch weiterhin vor schädlichen Einflüssen und dem körpereigenen Immunsystem zu schützen, schließt sich an die Blut – Hoden – Schranke die Blut – Nebenhoden – Schranke an.

Die Reifungsprozesse sind noch nicht vollständig erforscht, es steht jedoch fest, dass sich die Plasmamembran verändert, sodass das reife Spermium dann fähig ist die Eizelle zu erkennen, sich zu bewegen und die Eizelle zu befruchten. Dafür werden Membranproteine posttranslational durch Enzyme vom Nebenhoden modifiziert, die Zusammensetzung der Lipiddoppelschicht verändert sich und es werden periphere sowie integrale Membranproteine an – bzw. eingebaut. Des Weiteren kommt es zu einer Umverteilung der Lipid – und Proteinmoleküle, sodass spezialisierte Areale entstehen. Die Reifung hat auch eine Stabilisierung der Membran zur Folge und es wird eine Schutzschicht aus Proteinen über sie gelegt, um die Rezeptoren zu maskieren und dadurch auch vor Abbau und Schädigung zu schützen.

2.6. Sexualverhalten

Sexualverhalten wird durch Reflexketten ausgelöst, die durch ein übergeordnetes Zentrum im zentralen Nervensystem reguliert werden. Die Paarungsreflexkette beginnt mit einem Vorspiel, also damit, dass das Männchen visuell, olfaktorisch und taktil Kontakt zum Weibchen aufnimmt. Gesteuert wird sie vom Erektionszentrum im Lumbal – und Sakralmark und setzt Erregungsbereitschaft voraus. Unangenehme Erfahrungen bei der Paarung können jedoch die Libido sexualis verringern bis völlig ausschalten.

Unter parasympathischem Einfluss kommt es anschließend zur Ausschüttung von NO aus den Neuronen und den Endothelzellen im Corpus cavernosum, wodurch die Konzentration von cGMP in den Muskelzellen ansteigt und sich die glatte Muskulatur entspannt. Die Vasodilatation erhöht somit den Blutstrom in den Penis. Gleichzeitig werden der Musculus ischiocavernosus und der Musculus bulbospongiosus kontrahiert, wodurch das Blut nur noch geringgradig durch die

Venen abtransportiert werden kann. Dadurch kommt es zum Druckanstieg im Penis und somit zur Erektion und zum Ausschachten. Im Corpus spongiosum ist der Druckanstieg nicht ganz so stark, da hier der venöse Abfluss nicht ganz so stark blockiert ist. Da bei paarungsbereiten Weibchen der Duldungsreflex ausgelöst werden kann, ist es dem Männchen möglich aufzuspringen und den Penis einzuführen.

Die Ejakulation erfolgt durch sympathisch gesteuerte rhythmische Kontraktionen der glatten Muskulatur von Nebenhoden, Ductus deferens und Urethra, welche sympathisch gesteuert werden und wird zusätzlich noch vom Musculus ischiocavernosus und dem Musculus bulbocavernosus unterstützt. Zeitgleich werden die glatten Muskelzellen der akzessorischen Geschlechtsdrüsen kontrahiert, wodurch sie ihr Sekret abgeben. Je nach Tierart können währenddessen Friktionsbewegungen auftreten, wie beim Hengst, Rüden oder Eber.

Je nach Tierart erfolgt nach der Paarung ein mehr oder weniger langes Nachspiel.

2.7. Ejakulat

Die Flüssigkeit des Ejakulats wird als Seminalplasma bezeichnet und besteht einerseits aus den Sekretionsprodukten des Nebenhodens und andererseits aus den Sekreten der akzessorischen Geschlechtsdrüsen. Die akzessorischen Geschlechtsdrüsen können sich nur unter Androgeneinwirkung ausbilden, wodurch sie bei einer Kastration – je nach Alter des Tieres – entweder unterentwickelt bleiben oder atrophieren. Die Menge der Sekretion ist ebenfalls androgenabhängig, die Menge an Ejakulat ist also direkt proportional zum

Testosteron – Serumspiegel. Die typische Menge reicht von 2 – 15 ml bei Rüden bis zu 150 – 500 ml beim Eber.

Im Seminalplasma befinden sich große Mengen an Fruktose, Zitronensäure, Enzyme wie Glucuronidasen und Phosphatasen, Proteinaseinhibitoren, Prostaglandine und Zink. Die Sekrete der Drüsen sollen vor allem die Spermien schützen und ernähren. Proteinaseinhibitoren und andere Proteine lagern sich an die Oberfläche der Spermienmembran an, wodurch sich die Schutzschicht noch vergrößert, die den Spermien hilft, die Wanderung durch den weiblichen Genitaltrakt gut zu überstehen. Durch diese Schutzschicht wird allerdings die Akrosomreaktion und die Fähigkeit mit der Eizellenmembran zu verschmelzen gehemmt. Dieser Vorgang hilft den Spermien vorzeitige Akrosomreaktionen zu verhindern. Die Faktoren, welche diese reversible Hemmung hervorrufen, werden als Dekapazitationsfaktoren bezeichnet. Solange sie die Spermienfunktion negativ beeinflussen, sind es negativ regulierende Faktoren, wenn sie sie aber positiv beeinflussen, nennt man sie positiv regulierende Faktoren.

Die Bulbourethraldrüsen produzieren sehr mucinreiches Sekret, wodurch der Samen durch Verschluss des Cervicalkanals daran gehindert wird aus dem Uterus zurückzufließen.

2.8. Samengewinnung

Die künstliche Besamung hat in der Tierzucht hohe Relevanz und hat aus mehreren Gründen den Natursprung abgelöst. Zum einen kann das Erbgut besonders wertvoller männlicher Tiere weit über die Landesgrenzen hinaus gelangen ohne das Tier selbst transportieren zu müssen, selbst nach seinem Tod kann es noch Nachkommen zeugen sofern ein Vorrat angelegt wurde, Deckinfektionen können sich nicht verbreiten, aus einem Ejakulat können viele Portionen gewonnen werden, wodurch mehr weibliche Tiere besamt werden können, die Verletzungsgefahr für beide Tiere ist deutlich geringer, etc.

Zur Samengewinnung wird die Reflexkette ausgenützt, indem nach Ausschachten und Erektion des Penis und Aufspringen auf einen meist weiblichen Sprungpartner oder ein Sprungphantom, wird der Penis in eine künstliche Scheide eingeführt wird. Da die Temperatur einen wichtigen Reiz darstellt, ist diese überdurchschnittlich und liegt bei 4 – 8 ° C über der normalen Körpertemperatur. Wenn ein Sprungphantom verwendet wird, hilft es das Männchen mit einem weiblichen Tier im Östrus zu motivieren. Dabei sind persönliche Präferenzen auf beiden Seiten zu beachten.

Bei manchen Tieren, wie beispielsweise Rüden und duldsamen Hengsten, kann Samen auch mittels Handmassage gewonnen werden. Eine unangenehme bis schmerzhafte Methode wäre die Verwendung eines Elektroejakulators, welcher in das Rektum eingeführt wird und dort elektrische Impulse an den männlichen Geschlechtsapparat abgibt. Diese Methode ist vor allem bei Wildtieren unter Vollnarkose sinnvoll, bei Rindern und Schafen ist sie auch im wachen Zustand möglich, ist jedoch kritisch zu betrachten.

2.9. Saisonalität

Wie auch bei weiblichen Tieren, kann es auch bei männlichen zu saisonalen Änderungen in ihrer Fortpflanzungsaktivität kommen. Diese sind genauso wie bei Weibchen auch über die Tageslichtlänge und die damit verbundene schwankende Ausschüttung von Melantonin gesteuert. Weiters sind noch andere Faktoren wie das Klima und das Nahrungsangebot relevant.

Bei Arten mit deutlich saisonalem Paarungsverhalten kann es außerhalb dieser Zeit zu einer deutlichen Hodenregresssion und Atrophie der akzessorischen

Geschlechtsdrüsen kommen. Bei bestimmten Schafrassen können die Hoden auf 1/10 ihrer Masse während Paarungszeit schrumpfen wenn diese zu Ende ist. Tiere mit solch ausgeprägten Veränderungen zeigen während der fortpflanzungsinaktiven Zeit auch keine Androgensynthese und Spermatogenese und sind somit infertil bis die Paarungszeit näherrückt und sich somit ihre Hoden und akzessorischen Geschlechtsdrüsen wieder vergrößern.

Bei anderen Arten ist das saisonale Verhalten nicht ganz so stark ausgeprägt und die Männchen sind das ganze Jahr über fertil. Allerdings ist auch bei ihnen mit einem leichten Rückgang der Androgensynthese und Spermatogenese zu rechnen.

3. Befruchtung

Die Befruchtung ist die Vereinigung der haploiden Genome der Eizelle und des Spermatozoons im weiblichen Genitaltrakt. Je nach Tierart gelangt der Samen bei der Ejakulation entweder in die Cervix oder in den Uterus. In ersterem Fall spricht man von Scheidenbesamern, zu denen Wiederkäuer und Hunde zählen, in zweiterem Fall dagegen von Uterusbesamer, wie Schweine und Pferde.

3.1. Transport bis zum Eileiteristhmus

In der Cervix ist die Passage des Cervixschleims eine Barriere für viele Spermien, da sie sich hier aktiv fortbewegen müssen. Somit stellt diese für Scheidenbesamer einen ersten Selektionsmechanismus dar. Weiters ist der Schleim nur während des Östrus passierbar, da die Viskosität hormonell beeinflusst wird und somit zyklusabhängig ist. Bis die Spermien von der Cervix in den Uterus gelangt sind können Tage vergehen, womit die Cervix auch eine Art Speicherfunktion hat.

Der Transport der Spermien im Uterus erfolgt vor allem passiv durch Kontraktionen des Uterus, allerdings gelangen nur wenige Spermien dann auch in den Eileiter, wodurch an der uterotubalen Verbindung eine weitere Selektion der Spermien stattfindet, bei Uterusbesamern ist dies jedoch die erste Barriere.

Das wichtigste Spermienreservoir ist der caudale Eileiteristhmus, wo die Spermien mit dem cilienbesetzten Eileiterepithel Kontakt aufnehmen und warten, bis die Eizelle ovuliert. Durch die Barrieren im weiblichen Genitale reduziert sich die Spermienzahl stark, wie beispielsweise beim Bullen, bei dem von anfänglich 10^{10} Spermien nur etwa 10^4 im caudalen Isthmus ankommen. An den Ort der Befruchtung gelangen nur noch etwa 10^2 oder weniger. Es gehört somit auch zu den Aufgaben des Eileiters eine intakte Spermienpopulation zu selektieren, sodass nur noch ein Bruchteil der im Ejakulat befindlichen Spermien die Möglichkeit hat die Eizelle zu befruchten. Weiters stellt er das Überleben der Spermien während einer bestimmten Zeit sicher. Die Bindung an das Eileiterepithel hat für die Spermien den Vorgang, dass sie an der Kapazitation gehemmt werden. Diese ist notwendig, um einem Spermium zu ermöglichen die Akrosomreaktion durchzuführen und sich hyperaktiv im Zick – Zack – Muster zu bewegen, was äußerst viel Energie verbraucht. Da die Kapazitation eine Destabilisierung der Membran bedeutet, verlängert diese Hemmung ihre Überlebensdauer.

3.2. Kapazitation

Bei der Ovulation wird durch unbekannte Mechanismen die Kapazitation der Spermien eingeleitet und sie lösen sich vom Eileiterepithel ab. Bei der Kapazitation kommt es unter anderem zur Entfernung der schützenden Proteinhüllen und zum Cholesterinefflux, vermutlich durch lipidbindende Proteine im Sekret des Eileiters. Je weniger Cholesterin in der Plasmamembran eines Spermiums vorhanden ist, desto besser fusioniert sie später mit der Akrosommembran.

3.3. Spermium – Eizell – Interaktion

Vom Isthmus wandern die Spermien in die Eileiterampulle, wobei sie von dem durch die Cilien des Eileiterepithels erzeugten Flüssigkeitsstrom unterstützt werden.

Sobald die Spermien die Eizelle erreicht haben, nehmen sie Kontakt zur Zona pellucida auf, einer Glykoproteinschicht, welche die Eizelle und später den Embryo vor mechanischer Schädigung schützt. Der als primäre Bindung bezeichnete Kontakt, bei dem eine ganze Reihe verschiedener Proteine für die gegenseitige Erkennung der Gameten sorgt, löst bei Spermien die Akrosomreaktion aus, wodurch die Akrosommembran mit der darüberliegenden Membran des Spermiums verschmilzt. So entstehen Lücken, durch die Akrosin und andere Enzyme freigesetzt werden, welche die Zona pellucida an der Bindungsstelle durch Proteolyse so abbauen, dass das Spermium durch den gebildeten Schlitz eindringen kann.

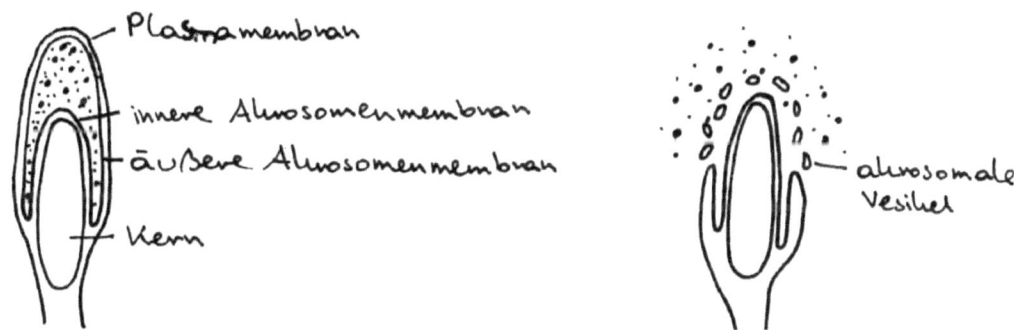

Die akrosomalen Vesikel, welche durch die Verschmelzung der Akrosomreaktion mit der Plasmamembran entstanden sind, bleiben als sogenannte Ghosts an der Außenseite der Zona pellucida zurück.

Im perivitellinen Raum lagert sich das Spermium tangential an die Eizelle an, wodurch die Mikrovilli der Eizelle mit dem Äquatorialsegment des Spermiums Kontakt aufnehmen. Das Oolemma umhüllt das Spermium, um es in die Eizelle aufzunehmen. Dabei verliert dieses jedoch sein Mittelstück und den Schwanz. Nebenbei kondensiert der Kern, damit sich der männliche Vorkern bilden kann.

3.4. Polyspermieblock

Durch die Membranfusion kommt es zur schnellen, periodischen Depolarisation der Eizellmembran, was die Fusion mit weiteren Spermien verhindert. Die Depolarisation wird als schneller Polyspermieblock bezeichnet und löst die Freisetzung von Ca^{2+} aus intrazellulären Speichern aus. Dadurch werden enzymhältige Granula, die sich unterhalb der Plasmamembran befinden, in den perivitellinen Raum ausgeschüttet. Der Inhalt der Granula verändert die Zona pellucida strukturell und wird daher als langsamer Polyspermieblock bezeichnet. Dieser Block führt dazu, dass Spermien die Zona pellucida nicht mehr erkennen können und bereits gebundene Spermien sie nicht mehr durchdringen können.

3.5. Fusion der Vorkerne

Die Eizelle ist vor der Ovulation in der Prophase I der Meiose arretiert und beginnt erst beim Eisprung die Meiose fortzusetzen. Bei der Befruchtung ist sie in der II. Reifeteilung, die durch die Fusion aktiviert, schließlich beendet wird, damit der männliche und der weibliche Vorkern verschmelzen können. Dadurch wird die Diploidie hergestellt und die Zygote kann sich entwickeln.

3.6. Geschlechtsdetermination

Das chromosomale Geschlecht wird beim Säuger durch die Kombination der Geschlechtschromosome festgelegt und ist somit mit der Befruchtung entschieden. Wenn das Spermatozoon, welches es schafft die Eizelle zu befruchten, ein X – Chromosom trägt, erhält die Zygote einen XX – Geschlechtschromosomensatz und entwickelt sich zu einem weiblichen Tier. Hat das Spermatozoon hingegen ein Y – Chromosom, wird aus der Zygote mit XY – Geschlechtschromosomen ein männliches Individuum.

Das chromosomale Geschlecht bestimmt dadurch auch das gonadale Geschlecht und infolge dessen auch den sexuellen Phänotyp. Das Y – Chromosom ist im Prinzip dominanter als das X – Chromosom, da sich selbst bei dem Geschlechtschromosomensatz XXY oder XXXY Hoden aus den indifferenten Gonadenanlagen bilden, auch wenn die Fertilität gestört wäre. Entscheidend für die Hodenausbildung ist das SRY – Gen, sex determining region of Y, welches für den TDF, testis determining factor, codiert. TDF wird von den Vorläuferzellen der Sertolizellen synthetisiert und sorgt gleichzeitig für deren Differenzierung aus indifferenten Zellen der Gonadenanlagen. Ist dieses Gen nicht funktionsfähig, entwickelt sich der Träger trotz XY zu einem Weibchen.

Die Primordialkeimzellen wandern während ihrer Differenzierung und Vermehrung von der Dottersackwand in die Keimleiste. Dort siedeln sie sich bei XY – Trägern im Zentrum an, bei XX – Trägern in der Peripherie. Aus der Keimleiste entwickelt sich die indifferente Gonadenanlage.

Die fetalen Sertolizellen bilden AMH, das Anti – Müllerian – Hormon. Dieses führt, wie der Name schon sagt, zur Rückbildung des Müller'schen Ganges, aus dem sich bei Weibchen der weibliche Genitaltrakt entwickelt. AMH unterstützt jedoch auch die Sertolizellen dabei sich zu primitiven Samensträngen zusammenlagern, welche die Keimzellen umhüllen.

Die Konzentration des Anti – Müllerian – Hormon reicht aus, um bei Zwillingsträchtigkeiten beim Rind, bei denen ein Embryo weiblich und der andere männlich ist, auch beim weiblichen für eine Rückbildung des Müller'schen Ganges zu sorgen. Dieses Phänomen wird als Freemartinismus oder Zwickbildung bezeichnet und führt fast in allen Fällen zu infertilen Weibchen, welche mehr oder weniger starke Defizite in der Ausbildung der weiblichen Geschlechtsorgane aufweisen. Diese können entweder hypoplastisch sein oder ganz fehlen.

Die Sertolizellen sorgen für die Ausbildung der Hoden und für die weitere Vermehrung der Keimzellen darin. Bis zum Beginn der Pubertät haben diese jedoch einen Meiosestopp.

Die Entwicklung der weiblichen Geschlechtsorgane läuft größtenteils unabhängig von der Synthese von Hormonen im Ovar, die der männlichen jedoch erfordern Testosteron. Dieses wird benötigt, damit sich der Wolff'sche Gang zum Nebenhoden, Samenleiter und zur Vesicula seminalis entwickelt und damit sich die äußeren Genitalien entwickeln. Es ist zusätzlich dafür verantwortlich, dass der Hodendescensus stattfindet und dass das Gehirn auf männliches Verhalten geprägt wird – jedoch letzteres aromatisiert als Östrogen.

Testosteron wird von den Leydigzellen unter LH – Einfluss gebildet, welche sich kurz nach den Sertolizellen entwickeln.

4. Eiproduktion bei Vögeln

Wie auch beim Säugetier sind die Oocyten bereits embryonal angelegt, wobei sich die Anzahl auf einige Millionen beläuft. Über 90 % davon werden wieder rückgebildet und bei den meisten Vogelarten wird ohnehin nur der linke Eierstock voll ausgebildet und Entwickelt ovulationsreife Follikel.

Das Ovar hat eine Mark – und eine Rindenzone, in welcher die Follikelanlagen sind. Die hauptsächliche Blutmenge, die an das Ovar fließt, versorgt die 5 größten der präovulatorischen Follikel.

4.1. Follikulogenese

Die Primordialfollikel bestehen aus einem Oocyten und den Theca – und Granulosazellvorläufern. Die Follikel, welche sich weiterentwickeln, lagern Triglyceride und Cholesterin ein, bis sie 1 – 3 mm groß sind. Zu diesem Zeitpunkt sind sie noch immer weiß und dotterlos. Von da an wachsen und differenzieren sich ca 6 – 25 Follikel langsam zu 2 – 8 mm großen gelben, dottergefüllten Follikeln. Unreife Follikel atresieren nach diesem Stadium. Diese haben einen kleineren Durchmesser als 9 mm, wodurch nur noch ungefähr 5 % der ursprünglichen Follikelwelle übrig bleibt. Diese durchlaufen die sogenannte follikuläre Selektion und entwickeln sich in deren Rahmen zu ovulationsfähigen Follikeln. Für diese Selektion ist die Expression von urokinaseähnlichem Plasminogenaktivator sehr wichtig, welcher bei zellulären Reorganisationsvorgängen der extra – und intrazellulären Zellmatrix für die Regulation entscheidend ist. Des Weiteren spielen das Hormon FSH und VIP, das Vasoaktive Intestinale Peptid aus dem Verdauungstrakt, eine wichtige Rolle, da sie die Differenzierung in der Wachstumsphase ankurbeln. Sobald die Selektion der Follikel abgeschlossen ist, fällt die Urokinaseaktivität stark ab. Am Schluss bleiben nur noch 5 – 6 dottergefüllte Follikel über, welche einen Durchmesser bis zu 35 mm aufweisen.

Im Gegensatz zu den Säugetieren spielen bei Vögeln inhibitorische und stimulierende Faktoren von anderen Follikeln keine Rolle, die Empfänglichkeit eines Follikels für FSH und VIP werden also parakrin oder autokrin durch den Follikel selbst gesteuert. Die genauen Mechanismen sind bisher noch nicht beschrieben, man geht jedoch davon aus, dass vor allem eine Resistenz gegen die Follikelatresie entscheidend für den jeweiligen Follikel ist.

Diese präovulatorischen Follikel haben eine Hierarchie, die sich aufgrund ihrer Größe, ihres Dottergehalts und ihrer Wachstumsrate ergibt. Der größte Follikel wird als F1 – Follikel bezeichnet, der zweitgrößte als F2 – Follikel und so weiter.

Der reife F1 – Follikel hat an dem Oocyten nach außen hin eine durch mikrovilliähnliche Fortsätze aufgeworfene Cytoplasmamembran, durch die der Austausch mit den anschließenden Granulosazellen möglich wird. Die Zone, in der sich diese Ausläufer und die Fortsätze der Granulosazellen befinden wird als Zona radiata bezeichnet. Sie wird durch die perivitelline Membran abgeschlossen, direkt daran liegen die Zellkörper der Granulosazellen. Außen an den Granulosazellen befindet sich die Basalmembran und daran anliegend die Theca interna und Theca externa. Die Thecazellschichten werden von Keimepithel umhüllt.

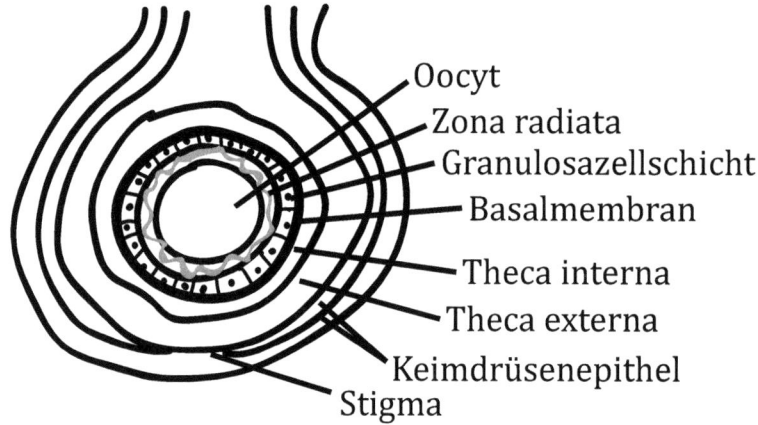

Die Thecazellen sind gut vaskularisiert, mit Ausnahme eines kleinen apikalen Bereichs, als Stigma bezeichnet, und durch das vegetative Nervensystem versorgt. Die Theca externa sorgt mit Fibroblasten und reichlich Kollagenfasern für die Stabilität der Follikelwand, die Theca interna ist gemeinsam mit den Granulosazellen für die Steroidsynthese und der Einlagerung von Dotter zuständig. Die Dottervorstufen werden in der Leber gebildet und dann über das Blut zum Follikel transportiert.

Pro Ovulation springt nur ein Follikel, es sind jedoch beim geschlechtsreifen Vogel immer verschiedene Gruppen unterschiedlich großer Follikel feststellbar. Obwohl in ihrer Größe deutliche Unterschiede sind, ist die Morphologie ziemlich gleich. Abgesehen von den kleinsten Follikeln sind alle dottergefüllt und haben im Fall der noch wenig differenzierten Follikel mit Durchmesser von 2 – 8 mm eine mehrschichtige Granulosazellschicht, die sich später schrittweise zurückbildet, bis sie bei F2 und F1 – Follikeln nur noch einschichtig ist.

4.2. Ovulation

Sobald der F1 – Follikel fertig gereift ist, findet die Ovulation durch Ruptur der Follikelwand am Stigma statt. Im Bereich des Stigmas sind die Kollagenfasern parallel angeordnet und nicht vernetzt, wodurch die Stabilität hier viel geringer ist als an dem restlichen Follikel. Um den Zeitpunkt der Ovulation werden zusätzlich in diesem Bereich Proteasen in Form von Kollagenasen und Cathepsin ausgeschüttet, wodurch die Follikelwand derart angegriffen wird, dass sie bereits 30 Minuten vor der Ovulation dünner erscheint.

Manchmal reißt die Follikelwand auch an einer durchbluteten Stelle, was nicht weiter schlimm ist und durch „Blutpunkte" im Ei erkennbar ist.

Nach der Ovulation ist das Ovum nur von der perivitellinen Membran umhüllt, der Rest, also Granulosazellen und die Thecazellschichten, bleibt im Ovar und degeneriert innerhalb eines einzigen Tages. Der postovulatorische Follikel ist auch nicht mehr durchblutet und kann somit auch nicht endokrin aktiv sein, wie beim Säugetier.

4.3. Wanderung durch das Ovidukt

Das Ovidukt, auch als Legedarm bezeichnet, wird ebenfalls meist nur linksseitig voll ausgebildet während die rechte Seite atrophiert. Anatomisch ist er in die 5 Abschnitte Infundibulum, Magnum, Isthmus, Uterus oder Schalendrüse und Vagina geteilt.

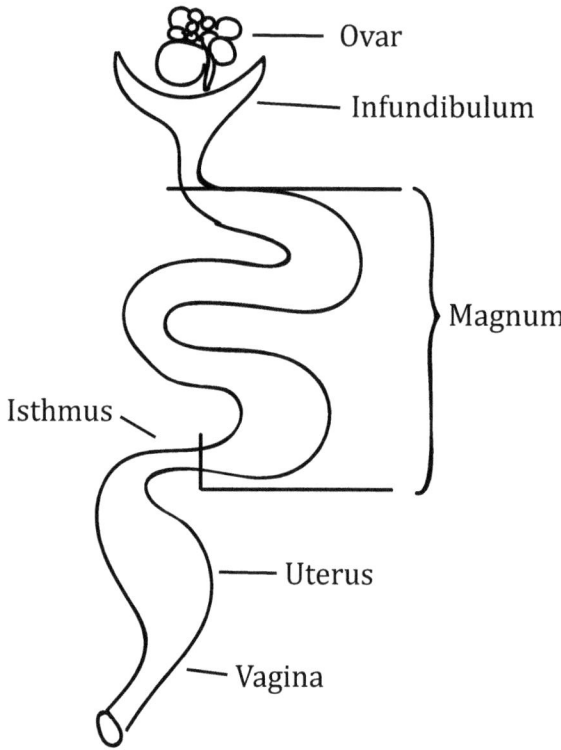

Die Vagina empfängt während der Kopulation die Spermatozoen und speichert sie bis zu 2 Wochen lang in den sogenannten Spermadrüsen. Nach der Eiablage werden Spermatozoen aus diesen Spermadrüsen entlassen und können dann retrograd bis in das lumenseitig mit Fimbrien besetzte Infundibulum wandern. Dort findet die Befruchtung statt. Nach der Befruchtung kommt das Ovum in das Magnum, wo es mit Albumin, allgemein als Eiweiß oder Eiklar bezeichnet, ummantelt wird. Der Transport dauert nur 2 – 3 Stunden und endet mit dem Eintritt in den Isthmus. Dort bekommt das Ei während der nächsten 1 – 5 Stunden eine innere Schalenhaut und die Calcifizierung beginnt. Diese wird im Uterus, aufgrund seiner Aufgabe auch gerne als Schalendrüse bezeichnet, fortgesetzt und beendet. Die vollständige Calcifizierung im Uterus dauert ca 20 Stunden und wird mit der Ummantelung durch die äußere Schalenhaut oder Cuticula abgeschlossen.

4.4. Eibildung

Das fertige Ei besteht aus Dotter, Eiweiß und Eischale. Der Dotter besteht zu 50 % aus Wasser, 32 % Lipiden, 16 % Proteinen, 1 % Kohlenhydraten und 1% Mineralien. Die Immunglobuline im Dotter sind vor allem γ - Globuline, welche das Küken mit passiver Immunität ausstatten. Das Eiweiß besteht aus 2 makroskopisch bereits unterscheidbaren Phasen: dichte, fettreiche Dotterschollen und eine wässrige Phase. Die Dotterschollen bestehen zu 70 % aus Triglyceriden, zu 25 % aus Phospholipiden und zu 5 % aus Cholesterin. Die wässrige Phase besteht vorwiegend aus Albumin, β - Livetin und α - Globulin.

Der Dotter wird erst 10 Tage vor der Ovulation in das Lumen des Follikels eingelagert. Die meisten der Inhaltsstoffe werden von der Leber unter Östrogeneinfluss aus dem Ovar gebildet und landen als Vorläufermoleküle im Blut zum Transport an das Ovar. Beispielsweise ist Vitellogenin der Vorläufer von Lipovitellin und Phosvitin, das während des Transportes mit dem Blut an freies Calcium bindet und somit selbst die Funktion eines Transportproteins übernimmt. Im Ovar gelangt es durch Mikropinocytose in das Ovum und wird dann im Dotter in Phosvitin und Lipovitellin gespalten.

Das Eiweiß wird im Magnum gebildet und lagert sich an das Ovum während seiner Wanderung an. In der Mucosa des Magnums werden von sekretorisch aktiven Zellen Ovalbumin, Ovotransferrin, Ovomucin, Avidin und Lysozym abgegeben, welche 80 % der festen Masse des Eiklars ausmachen. Lysozym hat bakterizide Wirkung, soll also vor bakteriellem Abbau schützen, andere Proteine binden Vitamine und Mineralstoffe, wieder andere inhibieren katabole Enzyme. Insgesamt besteht das Eiklar jedoch ungefähr zu 88 % aus Wasser.

Die Anlagerung erfolgt durch die Dehnung des Magnums bei der Passage. Die Proteine werden in Granula lumennahe in den sekretorischen Zellen eingelagert und freigesetzt sobald das Ovum die Stelle ausdehnt. Dadurch, dass das Ovum nicht immer die gleiche Orientierung im Legedarm hat, kommt es zur Drehung von Proteinfasern und anschließender Kondensation, also zur Bildung der Hagelschnüre oder Chalazen.

Im Isthmus wird die Eimembran über das Eiklar gelegt und die Calcifizierung begonnen, welche im Uterus fertiggestellt wird. Jedoch ist zu diesem Zeitpunkt die Bildung des Eiklars noch nicht abgeschlossen, sodass im Uterus noch der wässrige Anteil durch spezifische Transportmechanismen durch die bereits fertige Eimembran hindurch in das Ei gelangt.

Die Eischale, die größtenteils im Uterus gebildet wird, bildet nicht nur die Grenze des Embryowachstums, sondern ist auch gleichzeitig als Lunge von Bedeutung und verhindert die Schädigung des Embryos durch das Eindringen von Mikroorganismen. Chemisch gesehen besteht sie aus über 94 % Calciumcarbonat, aus 1,5 % Magnesiumcarbonat und aus Glykoproteinen, Proteoglykanen und Kollagen. Sie ist in 3 Schichten aufgebaut, die Cuticula, die Palisadenschicht und die Mamillarschicht.

Die innere und die äußere Schalenhaut mit einer Dicke von 10 – 15 nm werden im Isthmus gebildet. Die innere Schalenhaut liegt direkt auf dem Eiklar, in einem befruchteten Ei während der letzten Phasen der Embryonalentwicklung ist sie in

Kontakt mit der Chorioallantoismembran. Die beiden Häute liegen dicht aneinander mit Ausnahme der Region in der sich die Luftkammer befindet. Beide Membranen sind aus einer von Glykoproteinen umgebenen eiweißhältigen Faserstruktur aufgebaut.

Am Ende des Isthmus beginnt der Aufbau der Mamillarschicht, welche aus einzelnen Mamillen aufgebaut ist. Zwischen den Mamillen sind bis zu 17 000 Poren mit je 20 µm Durchmesser angeordnet. Die Dicke der Mamillarschicht beträgt ungefähr 100 µm. Jede Mamille besteht aus einer Krone und dem Calciumspeicherkomplex, der genug Calcium gespeichert hat, um die Eischale zu mineralisieren und den Bedarf des Embryos zu decken.

Im Uterus wird die Mamillarschicht weiter gebildet indem sich seine Mucosa dicht an das Ei anlegt und calciumbindende Proteine sezerniert, die sich somit in die Schale einlagern können. Im Blut liegt der Großteil des Calciums in gebundener Form vor und ist somit für die Schalenbildung nicht zugänglich. Somit müssen die 20 % die als ionisiertes Calcium vorliegen ausreichen. Diese werden im Uterus an Transportproteine wie Calbindin gebunden und in die Eischale eingebaut. Pro Stunde werden so bis zu 300 mg Calcium und Bicarbonat für die Schalenproduktion verwendet. Das Bicarbonat wird durch die Carboanhydrase in den Tubulusdrüsen des Uterus aus Kohlendioxid und Wasser hergestellt und steht somit zur Bildung von Calciumcarbonat zur Verfügung.

Da die benötigten Mengen an Calcium für eine Legehenne nicht immer über das Futter gedeckt werden können, muss es aus dem vorhandenen Knochen genommen werden. Somit kommt es zum Abbau von Knochenmaterial, das vor allem bei domestizierten Legehennen bereits vor Beginn der Legeperiode aufgebaut wurde. Dieses Knochenmaterial hat nur eine geringe mechanische Belastbarkeit und kann bis zu 40 % des benötigten Calciums abdecken. Wenn eine Legehenne nicht ausreichend mit Calcium versorgt wird werden erst einige dünnschalige bis schalenlose Eier produziert bis schließlich die Eiproduktion vollends eingestellt wird.

4.5. Oviposition

Der Transport des Ovums durch das Ovidukt wird durch Kontraktionen der Muskelschichten in seiner Wand gesteuert, die Eiablage bildet das Ende und wird als Oviposition bezeichnet.

Für die Oviposition relaxiert die Muskulatur des uterovaginalen Sphincters und der Vagina, wodurch die Uterusmuskulatur das fertige Ei in die Vagina befördern kann. Daraufhin wird der abdominale Druck durch Kontraktion der Rumpfmuskulatur erhöht und sorgt gemeinsam mit gerichteten Kontraktionen des Legedarm für die Eiablage.

Für die Oviposition sind auch die Wirkungen von Arginin – Vasotocin (AVT) und Prostaglandin E_1, E_2 und $F_{2\alpha}$ mitverantwortlich. Durch die Prostaglandine wird die Kontraktilität der Uterusmuskulatur vermehrt, durch Arginin – Vasotocin, das kurzfristig um das 50 – fache vermehrt durch die Neurohypophyse ausgeschüttet wird, folgt eine vermehrte Kontraktion der glatten Muskulatur. Im Speziellen sorgt außerdem Prostaglandin E_2, vermutlich auch E_1, für die Relaxation des Sphincters und der Vagina.

Nur 30 – 60 Minuten nach der Oviposition eines Eis folgt eine neuerliche Ovulation.

Laktation

Die Versorgung der Neugeborenen mit Milch bietet einige Vorteile. Die Mutter kann dadurch das Jungtier mit hochwertigen Nährstoffen, vom Nahrungsspektrum mehr oder weniger unabhängig und relativ einheitlich ernähren. Abgesehen von einem Mehrbedarf an manchen Nährstoffen, um die Milch produzieren zu können, ändert sich für das Muttertier die Nahrungssuche nicht. Für das Jungtier liegt der Vorteil in einer bedarfsgerechten Zusammensetzung der Nahrung. Diese Ernährungssituation sichert das Überleben von weit mehr Nachkommen, als es beispielsweise bei Reptilien, Amphibien oder Fischen üblich ist.

Bei Rindern, Schafen, Pferden und Schweinen produziert die Mutter außerdem die Kolostralmilch, womit das Jungtier bereits kurz nach der Geburt passiv immunisiert wird.

Ein weiterer Vorteil liegt in der psychologischen Bindung der beiden zueinander, wodurch die Entwicklung des Jungtieres beeinflusst wird.

1. Milchdrüse

Die Milchdrüse ist eine modifizierte apokrine Hautdrüse, die tierartlich recht unterschiedlich ausgebildet ist. Ihre Alveolen sind von einem einschichtigen Epithel, den Alveolarzellen, ausgekleidet und werden von Myoepithelzellen umgeben, welche unter Oxytocineinfluss kontrahieren und zur Milchejektion führen. Je einige Alveolen bilden zusammen die Drüsenläppchen, von denen Milchkapillaren die Milch in größere Milchgänge und bei Rindern und Ziegen schließlich in die Drüsen – und Zitzencisterne leiten, wo sie gespeichert werden kann.

Jeder Mammarkomplex ist von den benachbarten durch Bindegewebe abgegrenzt und hat einen Drüsenkörper, ein Hohlraumsystem und die Zitze mit einer artspezifischen Anzahl an Zitzenkanälen. Wiederkäuer haben nur einen, Pferde und Schweine meist 2, Hunde 7 – 14 und Katzen 4 – 7.

1.1. Entwicklung der Milchdrüse

Die Entwicklung der Milchdrüse kann man in 3 Abschnitte unterteilen: die Mammogenese, die Lactogenese und die Galaktopoese.

1. Mammogenese

Die Mammogenese beschreibt die morphologische Entwicklung der Milchdrüse von der Zeit als Embryo bis zur vollständigen Ausbildung während der ersten Trächtigkeit und dem Beginn der Laktation.

Im 6. Embryonalmonat entstehen beispielsweise beim Kalb die Anlagen der Milchdrüse, jedoch stoppt die Entwicklung, sobald Zitze, Zitzenkanal, Zitzen – und Drüsenzisterne und ein einfaches Gangsystem ausgebildet sind.

Erst mit Einsetzen der Pubertät wird die Mammogenese unter hormonellem Einfluss – vor allem durch die Hormone des Ovars – fortgesetzt und vor allem durch die erste Trächtigkeit in Gang gesetzt.

Die Sammel – und Ausführungsgänge werden durch Östrogene – vor allem Östradiol, Wachstumshormon und Glucocorticosteroide ausgebildet, die Alveolen unter Einfluss von Progesteron, Östrogenen, Prolactin, Wachstumshormon und Glucocorticosteroide. Progesteron fördert jedoch nicht nur die Alveolendifferenzierung, sondern hemmt gleichzeitig die Laktogenese. Bei Wiederkäuern kommt auch das placentäre Lactogen vor, ein Hormon, welches an den Prolactinrezeptor bindet und ebenfalls die Mammogenese fördert.

2. Lactogenese

Die Lactogenese ist das Einsetzen der Milchproduktion am Ende der Trächtigkeit. Anfänglich differenzieren sich die Alveolarzellen wodurch ihr raues endoplasmatisches Retikulum und ihr Golgi – Apparat größer werden. Ungefähr 4 Wochen vor der Geburt beginnen sie ein milchähnliches Sekret abzusondern, das als Präkolostrum bezeichnet wird. Kurz vor der Geburt sinkt die Konzentration von Progesteron im Blut und damit fällt die Hemmung der Milchsynthese weg. Außerdem sind nun erhöhte Prolactinspiegel zu messen, wodurch die Zellen der Alveolen verstärkt Lactose, Fett, Caseine und andere Proteine synthetisieren und sich die Immunglobuline IgG, IgA und IgM im Sekret anreichern. Die erste Milch wird als Kolostrum bezeichnet, ist reich an Vitaminen, Immunglobulinen und Wachstumsfaktoren und stellt eine lebenswichtige Passivimmunisierung des Neugeborenen bei Pferden, Schweinen und Wiederkäuern dar, bei denen Immunglobuline nicht über die Placenta zum Fetus gelangen können.

Damit die Zellen auf das Prolactinsignal reagieren können, benötigen sie Glucocorticosteroide, welche dafür sorgen, dass Prolactinrezeptoren ausgebildet werden. Diese werden in erhöhtem Maß bei Stress, unter anderem am Ende der Trächtigkeit ausgeschüttet und sorgen somit für die Kolostrumsynthese.

3. Galactopoese

Die Galactopoese ist die Aufrechterhaltung der Laktation. Eine Voraussetzung für sie ist, dass die kontinuierlich gebildete Milch auch entzogen wird, entweder durch ein Jungtier oder durch Melken. Die Steigerung des Drucks in den Alveolen führt zur Hemmung der Milchsynthese. Daher hat häufiges Melken zur Folge, dass mehr Milch produziert wird.

Die natürliche Laktationsperiode beginnt dabei mit der Geburt und endet mit dem Absetzen. Die Laktationsleistung ist die Menge an Milch, die während der gesamten Laktationsperiode produziert wird. Diese wird zwar vererbt, ist aber auch noch vom Gesundheitszustand, der Fütterung, dem Alter des Tieres und der Temperatur abhängig.

Für die Galactopoese sind vor allem Prolactin, Insulin, Glucocorticosteroide, Trijodthyronin und Wachstumshormon wichtig. Die Prolactinsekretion wird vor allem durch den Saugakt ausgelöst und ist bei Menschen und beim Kaninchen essentiell. Bei Wiederkäuern ist das Wachstumshormon (STH) entscheidend. Somatotropin fördert in Leberzellen die Ausschüttung von IGF – I, Insulin – like Growth Faktor 1, der die Alveolarzellen oder Laktocyten in ihrer Proliferation fördert und ihre Apoptose hemmt.

1.2. Involution der Milchdrüse

Die Involution ist der Verlust der Milchbildungsfähigkeit der Drüsenepithelien durch morphologische Rückbildungsprozesse. Sie kann mehrere Ursachen haben, wodurch man die graduelle Involution, die ausgelöste Involution, die Altersinvolution und die Atrophie unterscheidet.

Die graduelle Involution ist die langsame Einstellung der Milchproduktion, wie sie bei der Entwöhnung von Jungtieren in der freien Wildbahn erfolgt. Sie ist ausgelöst durch die Ansammlung eines inhibitorischen Peptids im Eutersekret, womit dieser Vorgang eine Eigenhemmung darstellt.

Die ausgelöste Involution tritt auf, wenn beispielsweise eine Kuh trockengestellt wird. Trockenphasen sind bei Milchkühen notwendig, damit sich das Euter zwischen zwei Laktationen erholen kann und die erwünschte Leistung in der nächsten Laktationsperiode erbracht wird.

2. Milchspeicherung

Während das Alveolarepithel kontinuierlich sezerniert, wird die Milch nur phasenweise entzogen. Deshalb wird sie zwischenzeitlich gespeichert.

Zuerst gelangt die Milch in die Alveolen, wo sie so lange bleibt, bis der Druck darin zu groß ist und sie in die kleinen Milchgänge gedrängt wird. So wandert sie weiter, bis sie in die Cisterne gelangt, wo sie bis zum Milchentzug gespeichert wird. Je mehr Milch angesammelt wird, desto mehr steigt der Druck in der Cisterne, wodurch es 10 – 12 Stunden nach dem Beginn der Milchbildung zu einer Abnahme der Synthese kommt und schließlich einem vollständigen Sistieren nach ca 33 Stunden, solange keine Milch entzogen wird. Daraus kann geschlossen werden, dass bis zu einem gewissen Grad die Milchleistung mit der Entzugshäufigkeit und -menge zusammenhängt. Meist hat mehrmaliger Milchentzug jedoch auch ein Verzögern der Ovulation zur Folge.

3. Milchabgabe

Während die Milch in der Cisterne bei der Kuh durch Öffnung des Strichkanals abfließen kann und somit sofort verfügbar ist, muss die Milch in der Alveole erst durch Kontraktion der Myoepithelzellen ausgepresst werden. Dieser Vorgang, die Milchejektion, wird von Oxytocin ausgelöst und ist vor allem bei Tierarten ohne oder mit nur geringer Cisternenspeicherung wichtig, wie bei Schweinen, Menschen und unseren Hauscarnivoren. Bei Stuten stammt bereits 5 % der Milch der abgemolkenen Milch aus der Cisterne, bei Kühen 20 %, bei Schafen 50 % und bei Ziegen sogar 80 %.

Die Zusammensetzung von Zisternen – und Alveolarmilch sind bezüglich der Elektrolyte, Proteine und Lactose relativ gleich, allerdings gibt es deutliche Differenzen bei Fett. Davon befindet sich in der Zisternenmilch deutlich weniger als in der Alveolarmilch, da vor allem die großen Fettkügelchen aufgrund der Kapillar – und Adhäsionskräfte eher in den Alveolen bleiben.

Der Reflexbogen, der zur Milchejektion führt, wird durch Reizung von Mechanosensoren am Euter, durch Melken, Saugen oder Anrüsten ausgelöst. Dadurch wird das im Hypothalamus gebildete und im Hypophysenhinterlappen gespeicherte Oxytocin ausgeschüttet und gelangt in die Blutbahn. Es erreicht das Euter, wo es die Myoepithelzellen der Acini und die glatten Muskelzellen der kleinen Milchgänge aktiviert. Durch die Kontraktion der Myoepithelzellen erhöht sich der Druck in der Alveole und durch die Kontraktion der Muskelzellen werden die kleinen Milchgänge weitgestellt. Dadurch kann die Milch verstärkt in die Cisterne fließen. Die Dauer zwischen mechanischer Stimulation und Einschießen der Milch beträgt ungefähr 1 Minute. Da die Halbwertszeit von Oxytocin mit 2 – 3 Minuten eher kurz ist, muss das Hormon während des gesamten Milchentzugs ausgeschüttet werden.

Des Weiteren steigert Oxytocin die Durchblutung des Euters um bis zu 50%, was den Stoffwechsel der Acinuszellen fördert.

Durch Katecholamine, welche in Stresssituationen vom Nebennierenmark ausgeschüttet werden, wird die Milchejektion gehemmt, vermutlich da die Durchblutung gedrosselt wird und die Milchgänge ihr Lumen verringern.

Bei jedem Milchentzug bleibt ein gewisser Teil im Euter zurück, der dann als Residualmilch bezeichnet wird und ungefähr 12 – 14 % der Gesamtmilch beträgt.

4. Synthese der Milchbestandteile

Die Milch enthält vor allem Milchfett, - proteine und Lactose, daneben jedoch auch Zellen, Vitamine, Spuren – und Mengenelemente. Die Zusammensetzung der Milch ist dabei nicht nur von der Tierart abhängig, sondern auch vom Ernährungszustand, der Eutergesundheit und dem Alter des Tieres.

4.1. Milchfett

Das Milchfett ist der wichtigste Energieträger der Milch und enthält außerdem fettlösliche Vitamine und Carotinoide. Sie kommt als Fettkügelchen mit einem Durchmesser von 0,1 – 15 µm vor, die von einer Membran umhüllt sind. Die Membran hat eine Schicht aus Triacylglyceriden innen und eine aus Proteinen, Phospholipiden und Cholesterin außen und verzögert das Aufrahmen der Milch und den enzymatischen Abbau durch Lipasen.

Der Fettgehalt und das Fettsäuremuster sind erheblich von der Tierart abhängig. Für den Fettgehalt gilt die Faustregel: Je kälter die Region ist, aus der das Tier ursprünglich stammt, desto höher ist der Fettgehalt. Schafe haben damit höhere Fettkonzentrationen als Kühe und Ziegen. Pferde und Esel waren ursprünglich in subtropischem Klima beheimatet und haben daher einen niedrigen Fettgehalt.

Das Milchfett stammt aus intensiven Synthesevorgängen in der Milchdrüse, wobei die entsprechenden Fettsäuren für die Triacylglyceridsynthese zur Verfügung stehen müssen. Diese stammen aus Syntheseleistungen der Milchdrüse selbst, aus Chylomikronen im Dünndarm oder aus VLDL. VLDL sind Lipoproteine sehr niedriger Dichte (very low density lipoproteins), welche in der Leber aus Triacylglyceriden hergestellt werden, um sie im Blut transportieren zu können.

Beim Wiederkäuer entsteht durch die Spaltung der Triacylgylceride, welche entweder aus den Chylomikronen stammen oder von den VLDL abgegeben werden, langkettige Fettsäuren. Acetat und Butyrat, welche aus dem Vormagen stammen, werden für die Neusynthese von kurz -, mittel – und langkettige Fettsäuren verwendet. Alle durch diese Vorgänge entstehenden Fettsäuren werden schließlich als Triacylglyceride im endoplasmatischen Retikulum in kleine Vesikel gepackt und Richtung apicaler Membran geschickt. Auf dem Weg verschmelzen sie mit anderen Vesikel, wodurch sich größere Fetttropfen bilden, die dann durch Exocytose aus der Acinuszelle ins Lumen geschleust.

Die im Euter synthetisierten Fettsäuren haben maximal 16 C – Atome.

Beeinflussung des Milchfetts

Die Milchfettkonzentration und – zusammensetzung variieren beim Rind aufgrund von Rasse, Futter, Laktationsstadium und Jahreszeit. Bei Grasfütterung ist der Anteil an ungesättigten Fettsäuren höher, wodurch Sommerbutter weicher ist als die Butter im Winter. Im Laktationsverlauf nimmt der Fettgehalt zu.

4.2. Milchproteine

In der Milch befinden sich vor allem Caseine und die Molkenproteine, wobei das Verhältnis zueinander und der insgesamte Anteil pro Liter von Spezies zu Spezies unterschiedlich sind.

1. Caseine

Caseine sind hydrophobe, hitzestabile Proteine, wodurch sie in der Milch als Micellen organisiert sind. Die Micellen bestehen aus einigen 100 bis einigen 1000 Submicellen mit je einem hydrophoben Kern und einer hydrophilen Hülle. Die Hülle der Submicellen besteht zum Teil aus κ - Casein, manche Submicellen haben jedoch kein κ - Casein in der Hülle. Die Anordnung der Submicellen in den Micellen sieht so aus, dass die ohne κ - Casein in der Hülle innen liegen, während jene mit κ - Casein eine Hülle um sie bilden. κ - Casein hat sogenannt „hydrophile Haare", wodurch die Micellen in Wasser gelöst vorkommen und nicht zusammenfließen.

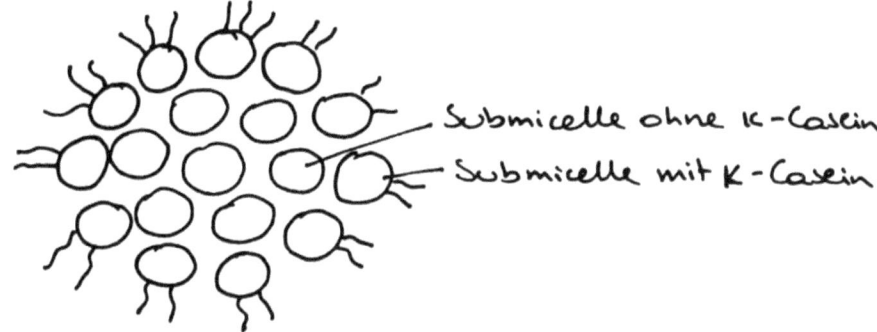

Wenn Chymosin nun die hydrophilen Haare vom κ - Casein abschneidet, kommt es zur Gerinnung des Caseins, da die Micellen nun zusammenfließen können und ausfallen. Übrig bleibt dabei die durch Lactose gesüßte Molke.

2. Milchserumproteine

Zu den Milchserumproteinen gehören hauptsächlich β - Lactoglobuline, α - Lactalbumin, Milchserumalbumin und Immunglobuline. Immunglobuline vermitteln nach der Geburt die passive Immunität und nehmen anschließend stark an Konzentration ab.

Die Proteine stammen entweder aus dem Blutplasma oder werden im Euter gebildet, wo sie in sekretorische Vesikel verpackt werden, in denen sie sich zu Micellen zusammenlagern. Anschließend werden sie durch Exocytose ins Lumen geschleust.

4.3. Milchzucker

Lactose ist ein Disaccharid und besteht aus Galactose und Glucose. Während Glucose aus dem Blut stammt und über GLUT 1 unabhängig von Insulin in die Zellen gelangt, wird Galactose erst im Euter aus Glucose gebildet. Lactose wird in Vesikel verpackt durch Exocytose ins Lumen abgegeben.

Die Konzentration in der Milch ist speziesabhängig und ist vor allem beim Schwein und beim Pferd hoch.

4.4. Sekretion von Wasser

Wasser folgt osmotisch aktiven Teilchen, wobei Lactose osmotisch hoch wirksam ist. Deshalb wird Wasser in die Lactosevesikel gezogen und gelangt somit ebenfalls durch Exocytose ins Lumen.

5. Stoffwechsel der Milchdrüse

Die Milchdrüse ist während der Laktation stark stoffwechselaktiv, wodurch die Durchblutung über diesen Zeitraum stark gesteigert werden muss, um sie mit den nötigen Substraten zur Energiegewinnung und Milchsynthese zu versorgen. Diese erhöhte Versorgung wird über Vasodilatation und Zunahme des Herzzeitvolumens auf das Doppelte bis Dreifache erreicht.

Um einen Liter Milch zu produzieren, müssen 500 Liter Blut durch das Euter fließen, wobei als Energiequelle Glucose, Acetat, Ketonkörper, Fettsäuren und Aminosäuren genützt werden.

6. Kolostralmilch

Die Kolostralmilch ist die Milch, welche in den ersten Tagen nach der Geburt abgegeben wird. Dabei ist vor allem das Erstkolostrum reich an den Immunglobulinen IgA, IgG_1, IgG_2 und IgM. Allgemein ist die Konzentration an Lactose geringer, dafür an Proteinen, Casein, Vitamin A und E, β - Carotin, Natrium, Calcium, Chlorid und Phosphat höher.

Da nur in den ersten 12 – 36 Stunden nach der Geburt Immunglobuline über die Darmschleimhaut unverändert ins Blut aufgenommen werden können ist es essentiell, dass das Jungtier schnell nach der Geburt Kolostrum aufnimmt. Die Aufnahme erfolgt über einen neonatalen Fc – Rezeptor im Darmepithel.

Das Kolostrum ist vor allem für Tierarten wichtig, bei denen Immunglobuline nicht über die Placenta übertragen werden können, wie beispielsweise bei Pferden, Schweinen und Rindern. Es bietet den Neugeborenen passiven Immunschutz, bis diese ihr eigenes Immunsystem soweit entwickelt haben, dass sie auch ohne den maternalen Schutz überleben können.

Die Immunglobuline bilden des Weiteren ein mucosales Immunsystem im Darm und sorgen daher dafür, dass Erreger, die sich auf der Schleimhautoberfläche des Darms vermehren würden, sich nicht etablieren können und Erreger, welche sich in der Mucosa vermehren würden, abgewehrt werden. Zusätzlich dazu werden bakterielle Enterotoxine neutralisiert. Diese Aufgaben werden auch noch dann erfüllt, wenn die Darmschleimhaut keine intakten Proteine und somit Immunglobuline mehr aufnehmen kann, also auch nach den ersten 36 Lebensstunden. Immunglobulin A ist bei Monogastrieren vor allem für den Schleimhautschutz zuständig und das Immunglobulin G_1 bei Wiederkäuern.

Da die Immunglobuline aus dem Blut stammen, sind sie an das Umfeld des Muttertieres angepasst und werden deshalb auch als stallspezifischer Schutz bezeichnet. Daher empfiehlt es sich nicht ein trächtiges Tier kurz vor der Geburt umzustallen, da im neuen Stall andere Erreger lauern als im alten und somit der Schutz für das Jungtier nicht mehr so effektiv gegeben ist.

Literatur Reproduktion & Laktation

Cunningham, James G.; Klein, Bradley G: *Textbook of veterinary physiology*. 4. Auflage. Missouri: Saunders Elsevier, 2007.

Engelhardt, Wolfgang von; Breves, Gerhard (Hg): *Physiologie der Haustiere*. 2., völlig neu bearbeitete Auflage. Stuttgart: Enke Verlag, 2005.

Websites:
http://www.uwyo.edu/wjm/repro/ovarian.htm [Stand 2015].

verglichen mit den aktuellen Vorlesungsunterlagen der Physiologie und Geburtshilfe, Gynäkologie und Andrologie